Petra Neumayer

# Meno-Balance

## Mit gutem Gefühl durch die Wechseljahre

Haben Sie Fragen an Petra Neumayer?
Anregungen zum Buch?
Erfahrungen, die Sie mit anderen teilen möchten?

Nutzen Sie unser Internetforum:
www.mankau-verlag.de/forum

# Impressum

**Bibliografische Information der Deutschen Nationalbibliothek**
Die Deutsche Nationalbibliothek verzeichnet diese Publikation in der Deutschen Nationalbibliografie; detaillierte bibliografische Daten sind im Internet über http://dnb.d-nb.de abrufbar.

Petra Neumayer
**Meno-Balance**
Mit gutem Gefühl durch die Wechseljahre
ISBN 978-3-86374-587-5
1. Auflage April 2021

Mankau Verlag GmbH
D-82418 Murnau a. Staffelsee
Im Netz: www.mankau-verlag.de
Internetforum: www.mankau-verlag.de/forum

Lektorat: Redaktionsbüro Julia Feldbaum, Augsburg
Endkorrektorat: Susanne Langer-Joffroy M. A., Germering
Gestaltung Umschlag: Andrea Barth, Guter Punkt GmbH & Co. KG, München
Layout und Satz: Lydia Kühn, Aix-en-Provence, Frankreich
Energ. Beratung: Gerhard Albustin, Raum & Form, Winhöring

Bildnachweis: © **stock.adobe.com** 22: Shanvood; 30: marina_ua; 45: Vectorovich; © **Barbara Rias-Bucher** 140; © **Wikipedia** 153; © **Eva-Maria Ludwig** 174; © **Nila Halter** 177; © **Petra Neumayer** 187

Druck: Druckerei C. H. Beck, Nördlingen

MIX
Papier aus verantwortungsvollen Quellen
FSC® C019821
FSC www.fsc.org

Aus Gründen der leichteren Lesbarkeit wird im vorliegenden Buch die gewohnte männliche Sprachform bei personenbezogenen Substantiven und Pronomen verwendet. Dies impliziert jedoch keine Benachteiligung des weiblichen Geschlechts, sondern soll im Sinne der sprachlichen Vereinfachung als geschlechtsneutral zu verstehen sein.

**Wichtiger Hinweis:**
Verlag und Autorin haben bei der Erstellung dieses Buches Informationen und Ratschläge mit Sorgfalt recherchiert und geprüft, dennoch erfolgen alle Angaben ohne Gewähr; Verlag und Autorin können keinerlei Haftung für etwaige Schäden oder Nachteile übernehmen, die sich aus der praktischen Umsetzung der in diesem Buch dargestellten Inhalte ergeben. Bitte respektieren Sie die Grenzen der Selbstbehandlung, und suchen Sie bei Erkrankungen einen erfahrenen Arzt oder Heilpraktiker auf.

# Inhalt

## Teil II
# Typische Wechseljahresbeschwerden

## Teil III
# Tipps und Tricks aus dem Reich der Natur



## Teil IV
# Hilfe durch bioidentische Hormone

# Vorwort

Seit dem Erscheinen von »Erste Hilfe bei Hitzewallungen & Co.« im Jahr 2018 habe ich sehr viele anerkennende Leserzuschriften und Buchrezensionen erhalten. Und natürlich auch die Aufforderung nach mehr! Und diesem Ruf will ich jetzt mit meinem ganzheitlichen Wechseljahresratgeber nachkommen, der den Leserinnen einen guten Überblick über die wichtigsten natürlichen Hilfen bei allen Beschwerden im Klimakterium geben soll, um schnell wieder in die Meno-Balance zu gelangen!

Dabei will ich mich natürlich weiterhin an mein bewährtes Konzept halten, viele fundierte medizinische Informationen auf verständliche Art und Weise darzustellen. Diesbezüglich habe ich mich über eine Rezension ganz besonders gefreut: »... sie (Petra Neumayer) ist weder linientreue Schulmedizinerin noch militant alternativ ... die gesunde Mischung, das Beste aus beidem, nur dies kann unserer Gesundheit zuträglich sein!« Treu diesem Motto habe ich natürlich auch diesen Frauenratgeber verfasst. Für mich persönlich hat sich in den letzten Jahren sehr viel Positives getan – man spricht ja auch davon, dass man mit Eintritt in die Menopause durch ein Tor in ein neues Leben schreitet. Und das kann ich voll und ganz bestätigen! Mein persönliches Thema war schon immer das kreative Arbeiten und Leben. Und hier erlaube ich mir jetzt ganz neue Entfaltungsmöglichkeiten, traue mich, mehr auszuprobieren als in jungen Jahren, unternehme viele neue Dinge und liebe auch meinen Moppel-Körper weitaus mehr als in der Zeit, als ich noch eine faltenfreie Bohnenstange war. Mit anderen Worten: Ich werde »wesentlicher«. Ich komme meinem Wesen und meinem Seelenplan immer näher und versuche, das zu leben, was für mich im Augenblick »wesentlich« ist. So nehme ich beispielsweise seit ein paar Jahren Schauspiel- und Improtheater-Unterricht, spiele in einigen Stücken mit (auch in dem Kindermusical »Die Bremer Stadtmusikanten« als singende Katze), arbeite als Komparsin beim Film und habe ein eigenes Ein-Frauen-Stück, »Das Menotier«, geschrieben, ein Kabarettstück, das sich natürlich ganz um die Menopause dreht und das ich im Münchner Galli Theater in regelmäßigen Abständen aufführe. Ich lerne Klavierspielen, arbeitete als freie Redakteurin bei Radio Lora München, komponiere und arrangiere Songs, habe wieder begonnen zu nähen und zu häkeln und nahm an einigen Aktionen der Klimaaktivisten »Extinction Rebellion« teil ... Und jetzt mit 59 Jahren habe ich mir noch einen weiteren Traum erfüllt: einen Campingbus, denn es ist nie zu spät! Alles in allem ist mein Leben erfüllter als je zuvor!

In diesem Sinne wünsche ich Ihnen mit gutem Gefühl eine schöne Reise durch die Wechseljahre!

München im April 2021,

Petra Neumayer

# Einleitung

Egal, ob Sie gerade erst am Anfang der Wechseljahre stehen und dieses Buch rein interessehalber lesen, um zu erfahren, was möglicherweise noch auf Sie zukommen könnte, oder ob Sie schon mitten im Klimakterium sind und eventuell unter Beschwerden leiden, ich empfehle Ihnen, diesen Ratgeber möglichst von vorn durchzulesen und einzelne Kapitel, die für Sie nicht so interessant sind, zu überspringen.

Zuallerest gratuliere ich Ihnen aber zu Ihrer Entscheidung, sich überhaupt mit den Wechseljahren auseinanderzusetzen! Denn das Klimakterium einfach zu ignorieren und den Kopf in den Sand zu stecken bringt nichts. Es ist grundsätzlich immer wichtig im Leben, sich mit anstehenden Veränderungen zu beschäftigen. Und hier geht es nicht nur um körperliche Symptome, sondern gleichzeitig auch um den Eintritt in eine ganz neue Lebensphase.

Zwischen 40 und 60 Jahren gehören die meisten Frauen der sogenannten »Sandwich-Generation« an. Sie stecken oft in der Lebensmitte fest und üben sich im Spagat zwischen Beruf, Partnerschaft, Kindern und eventuell pflegebedürftigen Angehörigen. Hinzu kommen in dieser Zeit oft noch existenzielle Ängste, vielleicht muss man für ein Studium zahlen, oder es droht Arbeitslosigkeit. Und dann kommen da auch noch die Wechseljahre daher ... Auch das Thema Älterwerden und die Sorge, nicht mehr attraktiv zu sein, schwingen oft mit, und wenn alles zusammenkommt, kann das manchmal auch viel Angst auslösen. Beispielsweise die Angst, mit der ausbleibenden Menstruation als nicht mehr weiblich genug oder sexuell attraktiv zu wirken. Wer es aber annehmen kann, dass die Wandlungsphasen vom Mädchen bis zur weisen Frau ein einzigartiger Weg sind, wird die Wechseljahre als Transformationsprozess und das Frausein in seinen ganzen Dimensionen erfahren.

## Wechseljahresbeschwerden – ein Drittel ist schwerer betroffen

Schweißausbrüche, Stimmungstiefs, Ängste, Haarausfall, Erschöpfung und Schlaflosigkeit, vermindertes sexuelles Verlangen ... Es gibt eine ganze Reihe unliebsamer Auswirkungen und Beschwerden, die bereits rund fünf Jahre vor dem endgültigen Ausbleiben der Menstruation auftreten können. Die einzige Gemeinsamkeit, die man bei all diesen Phänomenen finden kann: Die Wechseljahre verlaufen bei jeder Frau anders!

Untersuchungen belegen es, und auch aus den vielen Gespräche, die ich mit Frauen um die 50 geführt habe, weiß ich, dass viele gar nicht oder nur mäßig oder nur in einem bestimmten Zeitabschnitt von Hitzewallungen und Co. betroffen sind. Diese Frauen kommen meist mit Unterstützung aus Pflanzenheilkunde oder Homöopathie und mit der richtigen Ernährungs- und Lebensweise gut durch diese wechselhaften Zeiten. Und irgendwann hören die Beschwerden dann plötzlich auf. Manchmal sogar von einem Tag auf den anderen. Doch es gibt auch ein Drittel aller Frauen, das sehr stark unter Wechseljahresbeschwerden leidet. Auch diese Leserinnen sind hier genau richtig, und ich wünsche mir sehr, dass sie Ratschläge und Tipps in diesem Ratgeber entdecken, die zu einem besseren Wohlbefinden verhelfen und sie wieder in die richtige Meno-Balance kommen lassen.

## Change of life – mehr Meno-Balance!

Was mir sehr wichtig ist: In diesem Ratgeber werden Sie auch viel Präventives finden, wie beispielsweise im Kapitel über die hormonelle Harmonie oder die Brustkrebsprävention sowie in den Kapiteln über Hormonfreunde und Hormonfeinde. Wenn es nämlich gelingt, durch ein paar vorbeugende und ausgleichende Maßnahmen ein bisschen mehr Balance ins Auf und Ab der Hormone zu bringen, kann das bereits sehr viel zur Linderung beitragen, und Sie müssen vielleicht gar nicht mehr gezielt gegen einzelne Beschwerden vorgehen. Denn insbesondere durch die Änderung des Lifestyles, beispielsweise das Loslassen von schlechten Lebens- oder Ernährungsgewohnheiten, kann oftmals ein größeres Wohlbefinden in den Wechseljahren erzielt werden. Denn nicht immer sind die Hormone an allem schuld!

Mit zunehmendem Alter werden wir auch sensibler, dünnhäutiger. Was früher ins Leben gepasst hat, muss jetzt vielleicht verändert werden. Das kann gerade auch bei der Ernährung der Fall sein. Oft treten beispielsweise Nahrungsmittelunverträglichkeiten erst in zunehmendem Alter auf. Plötzlich reagieren wir auf Gluten oder können tierische Eiweiße (auch Milchprodukte) nicht mehr so gut vertragen wie früher; und Kaffee, Alkohol und scharfe Gerichte triggern Wechseljahresbeschwerden und machen sie damit noch intensiver.

## Zur »Lust der Hormone« zurückfinden

Meine persönliche Erkenntnis ist, dass alles, was mit dem Wechsel zu tun hat, sehr individuell ist ... genauso individuell wie der Hormonspiegel. So gibt es das eine Allheilmittel sicherlich nicht – aber oft das richtige Mittel zur richtigen Zeit! Zu einem späteren Zeitpunkt benötigt man vielleicht wieder etwas anderes oder eine wirkpotenzierende Kombination aus verschiedenen Mitteln und Anwendungen.

Es ist mir ein großes Anliegen, Ihnen mit diesem Ratgeber einen Überblick zu verschaffen über die Wechseljahre und auch über die Funktionsweise des Hormonsystems, damit Sie wissen, wie es arbeitet und welche Schaltstellen es gibt, um selbst positive Signale zu setzen. Erfahren Sie darüber hinaus alles über die wichtigsten Mittel und Möglichkeiten aus Pflanzenheilkunde, Homöopathie, der biologischen Hormontherapie, aus dem Bereich der Superfoods, des Yoga und vielem mehr. All das für mehr hormonelle Balance, denn ich bin der Meinung: Jeder einzelne Tag ohne Beschwerden, die es uns Frauen oft so schwer machen, unseren Alltag mit Freude zu bewältigen, zählt!

So hoffe ich, dass Sie in diesem Ratgeber fündig werden, das Richtige zur richtigen Zeit finden und dass Sie nicht die »Last«, sondern auch wieder die »Lust der Hormone« leben können. Mit anderen Worten könnte das Heilrezept dieses Frauenratgebers auch lauten:

Hand in Hand mit Medizin und Naturheilkunde und Lebenskunst vital durch die Wechseljahre!

## Über die medizinische Recherche

Immer wieder werde ich angesprochen, zu jeder Aussage eine Quellenangabe zu zitieren. Ich habe mich bewusst dagegen entschieden, weil ich einerseits kein wissenschaftliches Werk schreibe und mir andererseits als Autorin der Lesefluss wichtig ist. Studien, die mir sehr wichtig erscheinen, habe ich zitiert. Ich begrüße es sehr, wenn Leserinnen zu verschiedenen Themen weiter recherchieren, ja, ich bitte sogar darum: Überprüfen Sie alle meine Aussagen auf Richtigkeit, denn es geht um Ihre Gesundheit! Medizinische Ansichten können sich schnell ändern, was heute noch »state of the art« ist, kann sich in der Zukunft auch wieder ändern oder weiterentwickeln.

## Wenn die Jahre wechseln

Manchmal, wenn ich mit Frauen über die Wechseljahre spreche, sagen viele zunächst, sie hätten überhaupt nichts mit dem Wechsel zu tun und seien nicht betroffen. Wenn ich diese Frauen später näher kennenlerne, erzählen mir manche sehr wohl, wie betroffen sie von den Auswirkungen des Klimakteriums sind. Immer noch gibt es so viel stilles Leiden. Warum fällt es auch heutzutage vielen Frauen so schwer, über die Wechseljahre zu sprechen?

Viele Frauen fühlen sich offensichtlich stigmatisiert, wenn sie auf die Wechseljahre angesprochen werden. Manche haben auch die Meinung: »Da muss ich durch, ich brauche keine Hilfe, oder man muss sie halt einfach durchleiden« ...

Mit all diesen Mythen rund um die Wechseljahre möchte dieses Buch aufräumen. Besonders mit der landläufigen Ansicht, dass das Klimakterium eine Art Krankheit ist. Den Grundstock für dieses falsche Verständnis hat vermutlich vor vielen Jahrzehnten das Marketing der Pharmaindustrie gelegt, um für die Hormonbehandlungen zu werben. Wechseljahre bedeuten einen ganz natürlichen Übergang im Leben. Freunden Sie sich daher mit dem Klimakterium an! Und verwandeln Sie sich wie eine Raupe zum Schmetterling. Lassen Sie uns daher gleich zu Beginn einen (r)evolutionären, vielleicht ganz neuen Blick auf die Wechseljahre werfen:

## Mit neuer Sichtweise auf die Wechseljahre blicken

Das Klima verändert sich. Umweltgifte nehmen zu. Wir leben immer länger. Die rasanten Veränderungen unseres Zeitalters fordern auch einen neuen Blickwinkel auf die Wechseljahre: Bei den Jäger- und Sammlerinnen lag die Lebenserwartung durchschnittlich bei

30 Jahren. Meistens erlebten sie das Klimakterium also gar nicht. Heute verhält es sich anders, evolutionär gesehen ist das brandneu: Noch nie gab es eine so lange degenerative zweite Lebensphase. Frauen werden hierzulande durchschnittlich 83 Jahre alt.

Aufgrund der langen zweiten Lebenshälfte muss jetzt die Frage aufgeworfen werden, ob es nicht Sinn macht, auch die langfristigen Zusammenhänge und hormonabhängigen Krankheitsrisiken besser ins Visier zu nehmen. Denn Frauen leben heutzutage allein rund 40 Jahre lang im Dreiklang von Prämenopause, Menopause und Postmenopause ...

Bei einem Hormontiefstand mit den damit assoziierten Beschwerden sollten wir uns also durchaus Unterstützung holen. Denn es ist ganz normal, dass mit zunehmendem Alter Drüsentätigkeiten nachlassen können. Bei Frauen und bei Männern. So stellt z. B. die Bauchspeicheldrüse das Hormon Insulin vielleicht nicht mehr in ausreichender Menge her – und alle Welt findet es beim Altersdiabetes ganz normal, dass dieser Mangel mit dem fehlenden Hormon Insulin ersetzt wird. In Sachen Wechseljahre beginnt soeben ein großes Umdenken. Wir leben in einer spannenden Zeit!

Heutzutage bekommen Frauen im Durchschnitt 1,2 Kinder. In früheren Zeiten waren es oft zehn oder sogar noch mehr. Da war es evolutionär wichtig, dass die Fortpflanzung durch das Herunterfahren der Hormone eingeschränkt wurde, denn mit jedem weiteren Kind in höherem Alter stieg auch das Risiko an, dass die Mutter die Geburt nicht überleben würde. Doch für das Überleben der jüngsten Kinder war das Leben der Mutter unabdingbar. Noch im 19. und 20. Jahrhundert glaubten manche Ärzte, dass jede Eizelle ihrer Bestimmung folgen sollte, jede Monatsblutung war nur eine »nicht ausgelebte Schwangerschaft«. Frauen sollten daher permanent schwanger sein, um nicht zwischen den Schwangerschaften zu menstruieren. Für diese Frauen waren die Wechseljahre mit dem Ausbleiben der Menstruation ein wahrer Segen, weil sie ansonsten in der Zeit der Monatsblutung wie Aussätzige behandelt wurden. Menstruierende Frauen galten (und gelten heute noch) in vielen Religionen als unrein, hierin waren sich Katholizismus, Islam, Judentum und Hinduismus einig. In der Antike machte Plinius der Ältere menstruierende Frauen sogar fürs Bienensterben verantwortlich ...

## Wechseljahre überall

Übrigens, entgegen der landläufigen Meinung, dass die Wechseljahre nur hier in den westlichen Industriestaaten stattfinden, muss erwähnt werden, dass die ethnografische Forschung anderes berichtet. So sprechen die Mafi-Frauen in Nordkamerun über Hitzegefühle, Müdigkeit und Schwindel. Auch die Maori-Frauen in Neuseeland kennen Hitzewallungen und verstärktes Schwitzen. Und obwohl sie in einem völlig anderen Kulturkreis leben, erfahren auch die Maori-Frauen die Wechseljahre als Übergang, als »change of life«, nach dem viele einen Autoritätszuwachs erfahren, sich als Stammesälteste profilieren oder politische Aktivistinnen werden.

Und ja, es stimmt, dass Japanerinnen seltener an Wechseljahresbeschwerden leiden, nur knapp 20 Prozent kennen Hitzewallungen. Dieser positive Effekt muss aber nicht am oft erwähnten Sojakonsum liegen, sondern könnte auch von der gesünderen Ernährungsweise mit wenig Fleisch und Fertiggerichten herrühren. Im Vergleich dazu kennen rund 65 Prozent der Kanadierinnen Hitzewallungen und bis zu 80 Prozent der Europäerinnen.

## Ende und Neuanfang

So evolutionär bedingt unsere körperlichen Symptome sein mögen, so wohnt der Zeit des Wechsels – wie allen Geschehnissen – natürlich auch ein geistiger Aspekt inne: der Wandel. Nicht nur unser Körper verändert sich, alles wandelt sich. Panta rhei, wie die Griechen sagen: »Alles fließt« – auch der Schweiß. Und wir dürfen uns diesem Fluss anvertrauen.

Der Wechsel bedeutet zugleich Abschiednehmen und Neuanfang. Und klar, dieser Wandel kann auch sehr oft tiefe Gefühle auslösen. Wut und Trauer über die endende fruchtbare Lebensphase oder die sich verändernden äußeren Umstände: Die Kinder gehen aus dem Haus, die Eltern werden vielleicht pflegebedürftig, und nichts ist mehr so, wie es früher einmal war. Das kann bei manchen Frauen natürlich auch Engegefühle oder Ängste auslösen, da sie plötzlich mit einer ganz neuen Lebenssituation konfrontiert werden.

## Gehören auch Sie zur Sandwich-Generation?

Ich freue mich sehr, dass Sie überhaupt Zeit finden, ein Buch zur Hand zu nehmen! Denn wahrscheinlich gehören ja auch Sie zur »Sandwich-Generation«, stehen unter Stress und sind schwer beschäftigt: Möglicherweise arbeiten Sie Vollzeit, um überhaupt Ihre Existenz oder die Ihrer Familie zu sichern. Möglicherweise haben Sie noch Kinder im Haus und/oder müssen Studierende finanziell unterstützen. Möglicherweise pflegen Sie auch nahe Angehörige, und die Partnerschaft will auch noch gelebt werden. Oder Sie stemmen all dies als Single oder als alleinerziehende Mutter und haben niemanden, mit dem Sie sich austauschen können. Mit anderen Worten, Sie stecken wie in einem Sandwich zwischen verschiedenen Generationen und Anforderungen an Sie fest. Es gibt keine Work-Life-Balance mehr in Ihrem Leben. Mit den Wechseljahren kommt also so einiges zusammen ... Viele Gründe, warum Sie in dieser Zeit ganz besonders auf sich achten und durch kleine Auszeiten von Familie, Arbeit oder Pflegetätigkeiten Ihre Ressourcen wieder stärken sollten!

Die Wechseljahre bringen jedoch mehr als Achterbahngefühle, zusätzlichen Stress oder lästige Beschwerden! Sie sind auch Zeit für einen guten Neuanfang. Sie fordern uns Frauen zu einem inneren Wandel auf. Und zwar radikal.

Wer bin ich, was mache ich, was macht mir Freude und in welche Richtung möchte ich mein zukünftiges Leben ausrichten? Wohin geht der Ruf meines Herzens? Wir befinden uns schließlich in unserer letzten Lebensdekade – was wollen wir da machen, wie und wo und mit wem möchten wir sie erleben? Vielleicht gibt es auch noch eine Menge Wünsche, die wir uns erfüllen möchten? Jetzt ist also die richtige Zeit für Reflexionen, für inneres Wachstum und Transformation gekommen – wenn nicht jetzt, wann denn dann?

Über die zweite Lebenshälfte schrieb Ruediger Dahlke am 24.08.2020 auf seinem Telegram-Kanal: »Sicherheit ist wichtig, aber noch viel wichtiger ist die Freiheit! Gerade die zweite Hälfte des Lebens ermöglicht es uns, über die wirklich wichtigen Themen in unserem Leben nachzudenken. Was will ich noch erreichen, erleben, schaffen? Die Antworten auf diese Fragen kannst nur DU dir geben. Denn es ist einzig und allein deine Entscheidung, wie du deinen Lebensabend gestaltest. Wenn das Arbeitsleben vorbei ist, hast du die absolute Freiheit. Deshalb sprich aus, was dir auf der Seele liegt, und mache das, worauf du Lust oder wovon du schon immer geträumt hast.« Zu Beginn der Wechseljahre sind die meisten Frauen zwar noch berufstätig und vielfach belastet, aber es lohnt, jetzt zu reflektieren, um die richtigen Weichen zu stellen für das Leben, das man leben will. Denn mit einer guten Zukunftsvision lebt es sich weitaus besser. Und Sie wissen ja, Ihre positiven Gedanken haben die Kraft, sich zu manifestieren.

# Entwicklungsprozesse

Wie Zahnwechsel oder Pubertät sind laut der Anthroposophischen Medizin nach Rudolf Steiner die Wechseljahre ein wichtiger Entwicklungsprozess, bei dem es um die Neugestaltung der zweiten Lebenshälfte geht, um das Emporsteigen auf eine neue Lebensstufe. Auch die Auseinandersetzung mit dem Älterwerden gehört dazu, und in einer Welt, die von superschlanken Topmodels dominiert wird, ist es für Frauen zugegebenermaßen eine Herausforderung, den Weg der Heldin zu gehen und den gebührenden Platz als weise Frau einzunehmen.

Das Wort Klimakterium bedeutet wörtlich übersetzt: »Übergang zu Wichtigerem.« Und wichtig sind jetzt nur Sie. Nehmen Sie sich in diesem Lebensabschnitt mehr Zeit für sich selbst. Stressabbau, inneres Reflektieren, Massagen, Yoga. Eine cleane und stoffwechselgesunde Ernährung unterstützt Ihr Wohlbefinden und begleitet Sie auf dem Weg in Ihre neue Weiblichkeit und Freiheit.

## *Über den 7-Jahres-Rhythmus*

Laut der Anthroposophie Rudolf Steiners entwickeln sich die Wesensglieder im 7-Jahres-Rhythmus. Um das 7. Jahr erfolgt der Zahnwechsel, mit 14 sind wir mitten in der Pubertät. Körperlich-geistige Vorgänge sind dabei miteinander verbunden. Genauso wie in der 7-er-Zeitphase von 49 bis 56. Diese Phase wird dem »Lebensgeist« zugeordnet. Jetzt wird der Lebensleib durchgeistigt, indem man alte, einengende Lebensgewohnheiten loslässt. So wird neue Wachstumskraft frei. Man könnte auch sagen, die Wechseljahre sind der Zeitabschnitt, in dem sich die Fortpflanzungskraft in Schöpferkraft umwandelt. Künstlerische Tätigkeiten helfen jetzt in diesem 7er-Zyklus der Wechseljahre, denn durch sie können Lebensveränderungen besser wahrgenommen und nachvollzogen werden.

Teil I

# Das Hormonsystem und die Wechseljahre

# Was sind eigentlich Hormone?

Die Geschichte der Hormone ist noch ganz jung: Das erste Hormon (Adrenalin) wurde 1901 entdeckt. Aus dem Altgriechischen übersetzt bedeutet das Wort Hormon so viel wie »antreiben«. Und in der Tat, das beschreibt bereits die Aufgabe der Hormone ganz bezeichnend: Hormone sind chemische Botenstoffe, die eine Information überbringen, die in Folge einen biochemischen Prozess auslöst. Mit anderen Worten: Hormone sind die Dirigenten des Lebens, weil sie alle Lebens- und Stoffwechselprozesse steuern.

Hormone werden von verschiedenen Körperdrüsen gebildet und dann ins Blut abgegeben. Im Gegensatz zu Nervenimpulsen, die innerhalb von Sekunden Informationen übermitteln, benötigen Hormone Minuten und Stunden, um ihre Aufgaben zu erfüllen. Sie docken zunächst auf der Zellwand von Hormonrezeptoren an, gelangen dann ins Zellinnere und überbringen dort ihre Information.

Hormon und Rezeptor – das ist wie das »Schlüssel-Schloss-Prinzip«: Nur das passende Hormon kann auf dem richtigen Rezeptor andocken und eine Folgewirkung »antreiben« beziehungsweise auslösen. Dabei reicht häufig schon ein Billionstel Gramm pro Liter Blut aus, um einen Einfluss auf den Organismus zu bewirken.

In unserem Körper befinden sich Tausende von Rezeptoren, an denen hormonelle Botenstoffe andocken und dort tief greifende Stoffwechselprozesse in Gang bringen, steuern und regulieren. Und das im 24-Stunden-Dauereinsatz. Für unser gesamtes Leben, Wachstumsprozesse und fürs Überleben sind sie maßgeblich: Man spricht daher zu Recht von der »Macht der Hormone«.

Die Wissenschaft kennt heute über 150 verschiedene Hormone, doch man vermutet, dass es noch viele weitere unentdeckte oder hormonähnliche Vorstufen gibt, möglicherweise bis zu weitere 1000. Es gibt zwei Hauptgruppen von Hormonen, die Peptidhormone, die aus Eiweißbausteinen bestehen (Neurohormone, die in Nervenzellen gebildet werden), und die Steroidhormone (Geschlechtshormone), die aus Cholesterin bestehen, und um diese geht es vorrangig in diesem Buch. Diese Funktionen steuern die Hormone:

- Wachstumsvorgänge im Körper
- Fortpflanzung, Sexualfunktionen
- Stoffwechsel und Muskeltätigkeit
- Zuckergehalt im Blut
- Menstruationszyklus und Schwangerschaft
- Flüssigkeits- und Mineralienhaushalt
- Beschaffenheit von Haut, Haaren, Nägeln
- Angst und Stress
- Empfindungen und Gefühle
- Geistige Aktivität

Weil das Hormonsystem so eng mit dem Immun- und dem Nervensystem vernetzt ist, kommt ihm auch eine enorm wichtige Bedeutung in der Gesunderhaltung zu. Kennt man all seine vielfältigen Aufgaben, dann ist verständlich, warum es bei einer hormonellen Dysbalance zu Störungen auf körperlicher, geistiger und emotionaler Ebene kommen kann – nicht nur in den Wechseljahren ...

## Das endokrine System

Hormone werden in den Hormondrüsen, den sogenannten »endokrinen Drüsen«, produziert. Endokrine Drüsen – so nennt man alle Drüsen, die chemische Signalstoffe – die Hormone – produzieren und diese in die Blutbahn (»endokrin« für griechisch: »nach innen«)

abgeben. Das endokrine System, ein Synonym für »Hormonsystem«, beschreibt ein Organsystem, das aus verschiedenen hormonproduzierenden Drüsen besteht, die funktional miteinander vernetzt sind. Dazu zählen Hypothalamus, Hypophyse, die Zirbeldrüse, Eierstöcke, Nebennieren, Thymusdrüse, Schilddrüse und die Bauchspeicheldrüse, Eierstöcke und beim Mann die Hoden. Das endokrine System hat die komplexe Aufgabe, die Koordination zwischen Organen und Botenstoffen zu steuern. Auch in Geweben finden wir hormonproduzierende Drüsen, beispielsweise im Magen- und Darmtrakt, in Herz und Nieren und auch in Fettgeweben oder der Haut (z. B. Vitamin $D_3$).

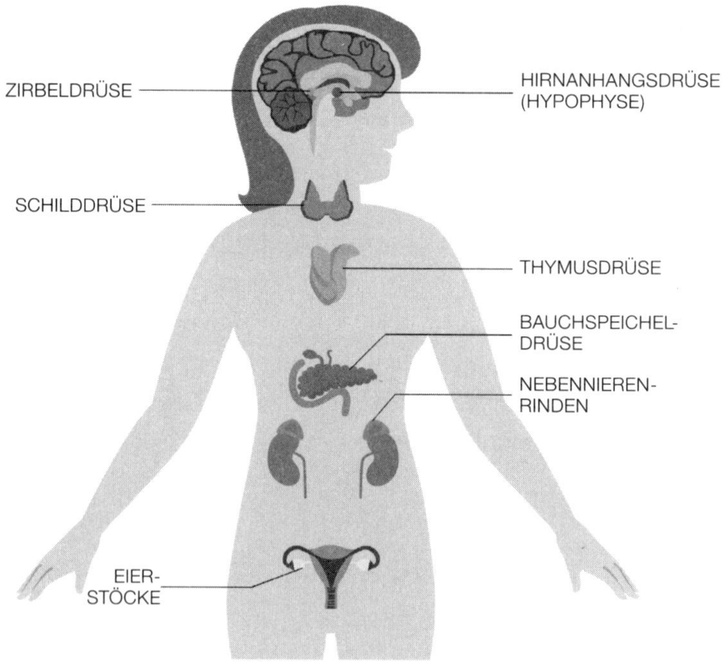

# Wenn die Hormone verrücktspielen ...

Das Hormonsystem ist ein äußerst sensibles Netzwerk. Ein Schwinden oder Schwanken einzelner Hormone kann schnell die Gesamtharmonie stören. Diese Dysbalance äußert sich dann an psychischen oder körperlichen Symptomen und Befindlichkeiten. Und die begleiten uns Frauen ja bereits ein Leben lang, und die meisten können ein Lied davon singen: Pickel und Stimmungstiefs in der Pubertät, Brustspannen, Herzrasen, Bauchweh und Kopfweh an den leidigen Tage vor den Tagen (prämenstruelles Syndrom), Myome, Endometriose, zu schwache, zu starke oder unregelmäßige Blutungen – und jetzt kommen schließlich noch die Wechseljahre daher mit ihren verschiedensten Symptomen ...

## Wann geht es eigentlich los?

Im Durchschnitt sind die Wechseljahre für die meisten Frauen ab einem Alter von ungefähr 45 Jahren wahrnehmbar (Prämenopause). Sind unsere rund 400 000 von Geburt an angelegten Follikel (Eizellen) aufgebraucht, schaltet der Organismus auf Drosselung der Hormonproduktion um, da sich die fruchtbare Phase im Leben einer Frau dem Ende zuneigt. Frauen, die früher sehr am prämenstruellen Syndrom litten, spüren die klimakterisch bedingte Hormonumstellung häufig besonders intensiv. Nach der SWAN-Studie aus dem Jahr 2019[1] können Wechseljahresbeschwerden wie etwa Hitzewallungen im Durchschnitt bis zu 7,4 Jahre anhalten, viel länger, als man bisher vermutet hatte. Heutzutage setzen die Wechseljahre häufig auch in den Dreißigern ein (→ auch Seite 65).

# Die Prämenopause – die Zeit vor der Menopause

Nach und nach stellen die Eierstöcke ihre Produktion ein, die Zeit der Fruchtbarkeit geht langsam vorüber. Ist das Keimgewebe in den Eierstöcken aufgebraucht, gilt dieser Moment als Startschuss für die Wechseljahre, man spricht von der Prämenopause oder auch Perimenopause.

Zuerst lässt die Produktion von Progesteron in den Eierstöcken nach, ein Hormon, das in der fruchtbaren Phase dafür zuständig ist, die Gebärmutter auf eine mögliche Schwangerschaft vorzubereiten. Als Botenstoff ist es aber auch für die Gehirnfunktion unerlässlich, wirkt angstlösend und fördert den gesunden Schlaf. Dann lässt auch die Produktion von Östrogen nach, und schließlich bleibt die Regelblutung ganz aus. Östrogen, das in den Eierstöcken gebildet wird, steuert als Botenstoff nicht nur die Funktion der Geschlechtsorgane, sondern ist bei vielen Stoffwechselvorgängen im Körper wichtig: Östrogen ist beteiligt am richtigen Funktionieren von Darm, Schleimhäuten, Bindegewebe, Knochen, Leber, Gehirn und Blutgefäßen. Zudem wirkt es sich günstig auf das seelische Wohlbefinden aus.

Der Beginn der Wechseljahre ist zunächst ein schleichender Prozess, die meisten Frauen spüren ihn nicht. Erst im Laufe der Zeit kann die Perimenopause auch mit starken Hormonschwankungen einhergehen. Ein Eisprung findet oft nur noch jeden zweiten Monat statt.

Erkennbar sind die sich anbahnenden Wechseljahre von den meisten Frauen an den veränderten Monatsblutungen: Der Zyklus wird unregelmäßiger, die Abstände der Monatsblutungen können kürzer oder länger sein. Oft treten sehr starke Blutungen auf, manchmal bleibt eine Blutung bereits aus. Nur etwa 10 Prozent aller Frauen durchlaufen diese wechselhafte Phase nicht, bei ihnen kommt es abrupt zum Ausbleiben der Monatsblutung.

Im Mittel beginnt die Prämenopause mit 45 Jahren. Bereits in dieser Übergangszeit kann es zu unspezifischen »Befindlichkeitsstörungen« kommen wie Reizbarkeit und Müdigkeit, Herzrasen, Scheidentrockenheit, Schlaflosigkeit oder Stimmungsschwankungen. Auch können jetzt erste Hitzewallungen auftreten. In diesem Zeitfenster bilden sich auch häufiger als in einem anderen Alter Myome in der Gebärmutter oder Zysten an den Eierstöcken. In der Laboranalyse kann die Perimenopause deutlich erkannt werden: Die Progesteron- und Östrogenwerte sind gesunken, die FSH-Werte (follikelstimulierendes Hormon) sind erhöht. Im Durchschnitt dauert diese Phase ein bis zwei Jahre – bis zum Zeitpunkt der letzten Monatsblutung, der Menopause.

Auch wenn Blutungen unregelmäßig auftreten, ist es in dieser Zeit immer noch möglich, schwanger zu werden. Deshalb sollten Sie eine geeignete Verhütungsmethode anwenden, wenn Sie kein Kind mehr bekommen wollen.

## Was hilft bei zu starken Blutungen?

Viele Frauen erleben in der Perimenopause Blutungen, die länger als zwei Wochen anhalten (Dauerblutungen) oder sturzbachartige, sehr heftige Blutungen mit hohem Blutverlust. Die Ursachen sind zwar in den meisten Fällen harmlos und hängen mit den Hormonveränderungen zusammen, für das Gesamtbefinden sind sie jedoch äußerst belastend. Ein starker Blutverlust kann auch einen Eisenmangel bedingen, der Müdigkeit, Schwindel oder Erschöpfung verursacht. Eisenreiche Nahrungsmittel, wie Weizenkleie, Kürbiskerne, Hirseflocken oder Kichererbsen, sind in dieser Zeit ideal. Vermutlich löst der plötzlich gesunkene Progesteronspiegel die starken Beschwerden aus. Daher können Heilpflanzen mit einer progesteronartigen Ausrichtung hier wertvolle Helfer sein: Mönchspfeffer, Hirtentäschelkraut, Macawurzel, Schafgarbe, Frauenmantel und Yamswurzel. Auch die Homöopathie hat wirksame Arzneien zur Regulierung der Monatsblutung. Bei zu starker und zu langer Periode haben sich Calcium carbonicum Hahnemanni, Kalium carbonicum und Calcium phosphoricum bewährt. Auch eine Substitution mit Eisentabletten und Vitamin E kann sinnvoll sein. Bei sehr schwerwiegenden Beschwerden oder wenn Schmerzen hinzukommen, sollten Sie in jedem Fall Ihren Frauenarzt um Rat fragen.

## Die Menopause – die Zeit nach der letzten Monatsblutung

Menopause bedeutet das Ausbleiben der Regelblutung. Nach der letzten Regelblutung, durchschnittlich zwischen dem 49. und dem 55. Lebensjahr, spricht man von der Menopause. Das mittlere Alter liegt bei 51 Jahren. Das Reservoir an Eizellen ist aufgebraucht, daher hören die Monatsblutungen auf, und die fruchtbare Phase im Leben einer Frau ist beendet. Den Zeitpunkt der Menopause kann man tatsächlich erst im Nachhinein bestimmen, nämlich wenn es innerhalb eines Jahres zu keiner Blutung mehr gekommen ist. Die Wissenschaft geht davon aus, dass der Zeitpunkt der Menopause erblich bedingt ist. Es gibt aber viele Gründe, warum es heutzutage auch zu einer frühzeitigeren Menopause kommen kann. Das ist häufiger bei starken Raucherinnen der Fall oder bei Frauen mit Über- oder Untergewicht. Aber auch weitere äußere Faktoren wie Umweltgifte können dazu beitragen, dass die fruchtbare Phase im Leben einer Frau früher endet, als das im Durchschnitt der Fall ist (→ »Frühe Wechseljahre«, Seite 65 f.).

Für manche Frauen bedeutet das Ende der Fruchtbarkeit einen tiefen Lebenseinschnitt. Denn oft setzen sie die Menopause mit dem Ende der Attraktivität und weiblicher Anziehungskraft gleich. Doch auch nach der Menopause werden natürlich weiterhin Sexualhormone produziert, nur nicht in so hohen Mengen, wie sie für Fruchtbarkeit, den Schwangerschaftseintritt und -erhalt benötigt würden. Viele Frauen begrüßen es aber auch sehr, wenn die Monatsblutungen ausbleiben. Für sie bietet dieser Zeitpunkt eine ganz neue Freiheit. Keine lästigen Monatsblutungen mehr im Urlaub ... Welche Frau schätzt das nicht?

## Einblicke

»Ganz ehrlich. Ich bin froh, dass es vorbei ist. Gerade wenn ich jetzt an ein Erlebnis in der Prämenopause zurückdenke ... Ich war damals ca. 50 Jahre alt und mit meinem damaligen Lebenspartner zum Wandern in Monterosso (!), Cinqueterre. Wandern im August bei 38 Grad ist natürlich an sich schon ein Vorhaben, das zum Scheitern verurteilt ist. Hinzu kam dann noch, dass ich (wie in fast jedem Urlaub) meine Tage bekommen hatte. Und natürlich heftigst. Ich stand in dieser Phase immer wirklich wie kurz vor dem Verbluten und brauchte mindestens stündlich neue Tampons oder Binden. Und die zu tauschen, d.h. quasi an jeder Ecke öffentliche Toiletten zu finden, das war in Italien nicht so einfach! Ich erinnere mich noch gut daran, wie ich in der Mittagshitze wie ein Häuflein Elend mit Starkblutungen am Hauptplatz in Monterosso auf einer Parkbank saß, dazu gesellten sich neben der Hitze noch Kopfschmerzen und Kreislaufschwäche ... Ich bin wirklich froh, dass das Geschichte ist!«

# Die Postmenopause – ein Jahr danach

Ein Jahr nach der Menopause beginnt die Postmenopause. Der Organismus benötigt im Durchschnitt zwei bis fünf Jahre, bis er sich an die neue hormonelle Situation gewöhnt hat. Dann lassen die Beschwerden bei den meisten Frauen trotz niedrigerem Hormonstatus nach. Aber natürlich bestätigen wie immer Ausnahmen die Regel: Es gibt einige wenige Frauen, die auch noch in den 70igern oder 80igern unter Hitzewallungen und Co. leiden.

Die Postmenopause bedeutet für viele Frauen auch eine ganz neue sexuelle Freiheit, denn die fruchtbare Phase ist nun endgültig vorüber, und man muss sich keine Gedanken mehr über Verhütung machen. Rund fünf Jahre nach der Menopause gelten die Wechseljahre als beendet. Die Phase der Postmenopause wird jedoch in einem Fünf- bis Zehn-Jahres-Zeitraum definiert, der durchschnittlich bis zum 65. Lebensjahr reicht.

## *Das »Postmenopausen-Syndrom«?*

In der Zeit nach dem Wechsel, der Postmenopause, kann es auch zu Beschwerden kommen, die durch einen jahrelangen Hormonmangel verursacht worden sein können. So ist beispielsweise die Einlagerung von Kalzium in die Knochen von der Anwesenheit ausreichenden Östrogens abhängig. Ein Östrogenmangel kann sich erst nach rund zehn Jahren in Knochenschwund, der Osteoporose, zeigen, mit der sich das Risiko von Knochenbrüchen erhöht. Neben der Abnahme der Hautdicke können Körpergewebe unter Östrogenmangel nicht nur austrocknen, sondern auch schrumpfen. Beispielsweise auch die Bandscheiben. Aber auch die Kieferknochen können porös werden und weniger werden, das Setzen von Implantaten ist dann schwierig, oder Brücken machen plötzlich Pro-

**bleme, weil sich der Kiefer verformt hat. Ebenso wird diskutiert, dass verschiedene Erkrankungen, die vorwiegend in fortgeschrittenem Alter vorkommen, in direktem Zusammenhang mit einem Östrogenmangel stehen – wie etwa Depression, Autoimmunerkrankungen oder Alzheimer.**

# Das Ende der Wechseljahresbeschwerden

Natürlich empfinden Frauen es wie eine Erlösung, wenn der Körper endlich damit aufhört, mit Hitzewallungen und Co. zu signalisieren, dass ein Hormonmangel besteht. Doch wenn die Symptome nachlassen (nach einem oder vielleicht erst nach sieben Jahren), muss das nicht bedeuten, dass der Organismus jetzt über ausreichende Hormonmengen verfügt oder mit wenig Hormonen gut auskommt.

Es ist möglich, dass sich unser Körper dem Hormonmangel angepasst und nur seine Antennen dafür eingefahren hat: Ein Geliebter schreibt seiner Liebsten vielleicht auch hundert Liebesbriefe. Wenn er dann keine Antwort erhält, gibt er es irgendwann einmal auf. Daher kann nach Beendigung von typischen Wechseljahressymptomen dennoch ein Hormonmangel bestehen. Eine regelmäßige Kontrolle der Hormonspiegel kann daher auch in der Postmenopause – selbst wenn man symptomfrei ist – sinnvoll sein: im Sinne einer präventiven Medizin und für eine freudvolle und entspannte zweite Lebenshälfte.

# Masterdrüse Hypothalamus

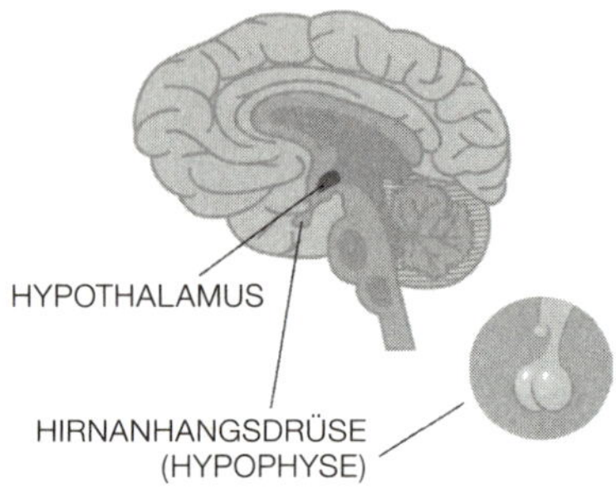


Die hormonelle Kommandozentrale sitzt in einem kleinen Areal im Zwischenhirn, dem Hypothalamus. Im Zusammenwirken mit der Hypophyse (Hirnanhangsdrüse) steuert er andere endokrine Drüsen und auch das vegetative Nervensystem. Nur winzige Mengen an Hormonen werden über Nervenfasern und Blutbahnen an die Hypophyse weitergeleitet. Doch diese Menge ist ausreichend, dass die Hirnanhangsdrüse ein Tausendfaches an Hormonen produziert und ausschüttet. Dies bewirkt wiederum eine tausendfache Ausschüttung an Hormonen an Enddrüsen, z. B. in den Eierstöcken, die Östrogen produzieren. Der Hypothalamus hat lebenswichtige Funktion wie die Regulation des Herzschlags und des Blutdrucks, der Körpertemperatur (Hitzewallungen!) oder der Nierenfunktionen. Aber auch Hunger und Durst, Schlaf- und Wachrhythmus sowie die Libido (Geschlechtstrieb) werden von ihm gesteuert.

Übrigens: Das Neuropeptid Oxytocin wird vom Hypothalamus produziert. Es steuert wichtige Funktionen bei der Fortpflanzung, bekannter ist es aber als »Kuschelhormon«, das in besonders hohen Mengen nach einem Orgasmus ausgeschüttet wird, aber beispielsweise auch beim Anschauen von Katzenvideos – oder wenn wir uns einfach besonders wohlfühlen.

## Die oberste Schaltzentrale

Der Hypothalamus wird auch oft als Masterdrüse bezeichnet. Denn als oberste Schaltzentrale im Gehirn erhält er ständig aus fast allen Bereichen des Zentralnervensystems (ZNS) Informationen. Der Hypothalamus steuert so alle vegetativen und hormonellen Vorgänge im Körper, prüft zugleich die biologische Wirkung und reguliert sie durch ein Feedbacksystem – bei Bedarf jederzeit. Durch Regelkreise und Rückkoppelung reagiert er also 24 Stunden auf die Hormonspiegel im Blut und reguliert, welche Hormone in welchen Mengen gebildet werden müssen. Seine Aufgabe besteht darin, alle Systeme in der Balance zu halten. Die meisten Hormone werden in bestimmten Rhythmen produziert und ausgeschüttet. Manche unterliegen auch einem Tag-Nacht-Rhythmus.

## Wie ein Wasserfall – die Hormonkaskade

Man kann sich das Hormonsystem wie einen Wasserfall vorstellen, der ganz oben aus einer Quelle entspringt und schließlich große Kraft entfaltet. Daher spricht man tatsächlich auch von der »Hormonkaskade«.

Die gute Nachrichtet lautet: An der Schnittstelle zwischen Innenwelt und Außenleben können wir aktiv etwas tun, denn wir haben tatsächlich viel selbst in der Hand. Der Hypothalamus arbeitet wie ein sehr sensibler Hormonfühler. Er reagiert aber nicht nur auf das, was in unserem Körper geschieht, sondern auch auf das, was außerhalb passiert – und gerade deshalb können wir über diesen Hormonfühler selbst positiven Einfluss auf unsere Meno-Balance nehmen. Beispielsweise über die Ernährungsweise, über Entspannung oder positive Lebensveränderungen.

Über diese und weitere »Hormonfreunde« werden Sie noch mehr im Laufe dieses Buches erfahren, aber natürlich auch über die »Hormonfeinde«, die die Meno-Balance unseres Hormonsystems gefährden und aus der Bahn werfen könnten.

Es ist wirklich effektiv, ganz oben an der Hormonkaskade mit der geistigen Ausrichtung auf Gesundheit und Vorsorge zu beginnen. Und je mehr wir über Hormone und ihre Feinde und Freunde wissen, desto mehr nehmen wir positiv Einfluss, meiden, was unser Hormonsystem triggert und nähren unseren Organismus mit dem, was auch den Hormonen guttut. Denn: Hormone gut, alles gut! Wir können immer auf die Intelligenz unseres Körpers vertrauen, denn er hat die große Kraft der Selbstregulation.

## Selbstregulation

Unser Organismus besitzt nicht nur die Fähigkeit, das Zellsystem zu erneuern, sondern auch die, alle Organe zu regenerieren. Homöostase nennt man in der Medizin das System der Selbstregulation, das versucht, die innere Balance stets aufrechtzuerhalten, selbst wenn dem Körper die letzten Reserven abverlangt werden. Setzt man sich jedoch immer wieder extremen Anforderungen aus, wird diese natürliche Wiederherstellung des Gleichgewichtes, die über das autonome Nervensystem reguliert wird, gestört, wenn die Zeiten von Ruhe und Entspannung zu kurz sind. Hält dieser Zustand zu lange an, greift dies das Immunsystem an, und Müdigkeitserscheinungen und stressverursachte Beschwerden können auftreten wie Verspannungen, nervöse Störungen, Depression uvm.

# Hormone und ihre Aufgaben

Den meisten Menschen ist nicht bewusst, wie entscheidend Hormone die Biochemie unseres Körpers beeinflussen. Sie sind tatsächlich die Dirigenten unseres Lebens.

## Der Hormonbaum

Die Sexualhormone (Steroidhormone) sind die Hauptakteure dieses Buches. Steroidhormone bestehen aus dem Grundbaustoff Cholesterin. Das ist ein kristalliner, fettreicher Naturstoff, der in der Leber produziert wird. Er befindet sich auch in Gehirn, Nerven und Blut. In der Zellmembran übernimmt Cholesterin die Aufgabe, Signalstoffe in die Zelle hinein- und wieder hinauszuschleusen. In der unten stehenden Abbildung des sogenannten »Hormonbaumes« wird der Syntheseweg der Steroidhormone aufgezeigt.

Bereits auf den ersten Blick erkennt man vieles, ohne dass man Biochemiker sein müsste! Die Sexualhormone bilden ein baumartig verflochtenes sensibles Gefüge, das man sich auch wie ein Mobile vorstellen kann: Stupst man eines der Hormone an, ist diese Bewegung auch bei allen anderen spürbar. Nimmt man ein Teil allerdings einfach weg, gerät das Mobile sofort in Schräglage, die sensible Meno-Balance ist gestört.

Aus dieser Abbildung (→ Seite 34) lässt sich leicht ableiten, dass aus dem Grundbaustein Cholesterin alle weiteren Sexualhormone hergestellt werden. Im ersten Schritt entsteht Pregnenolon, aus dem wiederum alle weiteren Geschlechtshormone hervorgehen wie z. B. Progesteron, DHEA, Testosteron, Östradiol und mehr.

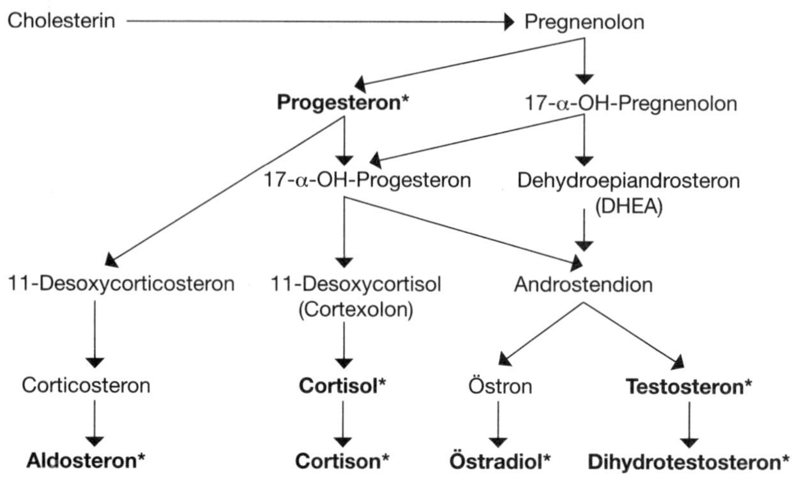


*biologisch aktive Hormone sind **fett** gedruckt — Quelle: www.laborlexikon.de

Die Pfeile bedeuten, dass aber auch ein Hormon aus einem anderen hergestellt werden kann. Beispiel: Östrogen kann auch aus Progesteron hergestellt werden. Oder aus Progesteron wird Cortisol gemacht. Viel Cortisol muss produziert werden, wenn wir in Stresszuständen leben. Das bedeutet, dass es im sensiblen Hormongefüge auch mannigfaltige Wechselwirkungen gibt. Haben wir beispielsweise Stress, dann wird viel Progesteron aufgebraucht für das Synthetisieren von Cortisol: Der Progesteronspiegel kann also stressbedingt in der Zeit des Wechsels zusätzlich sinken. Mehr zum Thema, wie Stress die Meno-Balance gefährdet, erfahren Sie im Kapitel über die »Hormonfeinde« auf Seite 58 ff.

## Androgene

So bezeichnet man die Gruppe männlicher Geschlechtshormone, zu denen beispielsweise auch Testosteron gehört. Androgene sind für Entwicklung und Ausprägung der männlichen Geschlechtsmerkmale verantwortlich und werden bei Männern überwiegend in den Hoden gebildet. Doch auch Frauen haben einen Anteil dieser Androgene, wenn auch in viel geringeren Mengen. Sie werden in Eierstöcken, Nebennieren und Fettgewebe gebildet. Mit den Wechseljahren sinkt auch der Androgenspiegel im Vergleich zu einer 30-jährigen Frau um fast die Hälfte.

## Cortisol

Es ist auch als »Stresshormon« bekannt. Es wird in der Nebennierenrinde produziert, stärkt das Immunsystem, wirkt überschießenden Reaktionen entgegen, senkt die Entzündungs- und Allergieneigung und federt Stress ab. Zudem spielt es eine wichtige Rolle bei der Regulierung des Blutzuckers, des Herzschlags und im Knochenstoffwechsel. Bei Stresszuständen produziert der Organismus vermehrt Cortisol, um die Belastungen abzufedern. Chronische Stresszustände können allerdings zu einem ständig erhöhten Cortisolspiegel führen, der negative Auswirkungen auf die Gesundheit haben kann. Erschöpft sich die Cortisolproduktion in der Nebennierenrinde, kann sich dies als völliger Erschöpfungszustand, als Burn-out, zeigen.

## DHEA

DHEA (Dehydroepiandrosteron) wird in den Nebennierenrinden hergestellt und ist das am häufigsten vorkommende Geschlechtshormon im menschlichen Körper. Aus der Hormonvorstufe DHEA kann der Organismus sowohl männliche Sexualhormone (Androgene) herstellen sowie auch weibliche Sexualhormone (Östrogene) – siehe auch den »Hormonbaum« auf Seite 34.

DHEA ist wichtig für den Antrieb, emotionale Ausgeglichenheit, Haarwuchs und erholsamen Schlaf. DHEA weist von allen Geschlechtshormonen die höchsten Hormonkonzentrationen im Körper auf, aber auch den stärksten Abfall mit zunehmendem Alter. Mit rund 25 Jahren haben wir den höchsten Spiegel an DHEA im Organismus. Häufig wird DHEA auch als Anti-Aging-Hormon bezeichnet, weil es einen positiven Effekt bei altersbedingten Vitalitätsstörungen aufweist, die Immunabwehrkräfte stärkt und den Hauttonus verbessern kann. Ein Mangel kann insbesondere in der zweiten Lebenshälfte Ursache für Leistungsabfall, Müdigkeit, Antriebsschwäche und Haarverlust sein. DHEA gilt als Partnerhormon des Cortisols, das ungünstige Wirkungen bei Cortisolüberschuss hemmt. Doch Achtung: Wie landläufig angenommen, handelt es sich hier nicht um einen Mikronährstoff oder ein Nahrungsergänzungsmittel. DHEA ist ein Prohormon und in Deutschland ein rezeptpflichtiges Arzneimittel. Die Einnahme von DHEA kann den Testosteron-, aber auch den Östrogenspiegel anheben und stellt somit ein Risiko in Bezug auf hormonempfindliche Krebsarten dar. Eine Einnahme sollte daher nur nach einer eingehenden Hormonberatung und der Messung relevanter Hormonspiegel erfolgen. Zudem bestehen zahlreiche Wechselwirkungen zu anderen Medikamenten, über die Ihr Behandler Sie informieren sollte.

## FSH

Das follikelstimulierende Hormon FSH wird von der Hirnanhangsdrüse (Hypophyse) ausgeschüttet, um die Östrogenproduktion in den Eierstöcken anzuregen. Zudem wird es zur Reifung der Eizellen benötigt. Sind die Eizellen langsam erschöpft, steigt der FSH-Spiegel an. Die FSH-Werte können daher Auskunft darüber geben, in welchem Stadium der Wechseljahre man sich befindet.

# LH

Das luteinisierende Hormon wird in besonders hohen Mengen in der Zyklusmitte von der Hypophyse ausgeschüttet und ist wichtig für den Eisprung. Es wandelt die reife Eizelle in den Gelbkörper um, der dann Progesteron produziert.

# Melatonin

Melatonin, das Schlafhormon, wird in der Zirbeldrüse – einer winzigen Region im Gehirn – aus Serotonin bei Einbruch der Dunkelheit hergestellt. Die Information, ob es hell oder dunkel ist, wird vom Auge geliefert. Die Zirbeldrüse beginnt mit der Herstellung von Melatonin in den Abendstunden und erreicht ihre größte Produktion in der Zeit zwischen zwei und vier Uhr nachts. Auf dem Blutweg gelangt dieses Hormon in jede Körperzelle: Wir sind müde und schlafen gut. Wer allerdings die Nacht zum Tag macht, stört diesen natürlichen Rhythmus auf empfindliche Weise. Studien zeigen, dass Melatonin nicht nur den Schlaf-Wach-Rhythmus reguliert, sondern auch eine Rolle im Kampf gegen freie Radikale spielt.

Mit zunehmenden Jahren nimmt die körpereigene Melatoninproduktion ab, worunter die Schlafqualität erheblich leiden kann. Als Folge davon auch das Gedächtnis, wie Forscher festgestellt haben. Unter anderem können Bananen, Avocado, Erdnüsse und Mandeln, Cranberrys, Pilze, Lapacho- und Johanneskrauttee hier Erste Hilfe leisten und die Melatonin-Produktion wieder ankurbeln. Wichtig ist, den Tag- und Wachrhythmus möglichst nicht zu verschieben, bei Schichtarbeiterinnen kommt es häufiger zu einem Mangel an Melatonin. Im Winter muss man auf ausreichend Tageslicht achten. Aber auch langes nächtliches Fernsehen oder Computerarbeit beeinträchtigt die natürliche Melatonin-Produktion, denn

LED-Licht kann auch den Schlaf rauben, speziell der darin enthaltene Blaulichtanteil. Deshalb trage ich, wenn ich viel vor dem Monitor sitze, immer eine Blaulichtfilterbrille, die Blaulicht blockiert. Praktisch für Brillenträger: Es gibt günstige Clip-ons zu kaufen, die man bei Bedarf einfach auf die bestehende Brille draufclipt.

Auch als Anti-Aging-Hormon hat sich Melatonin einen Namen gemacht, weil es die Zellteilung verlangsamt und auf diese Weise den Alterungsprozess verzögert. Melatonin ist ein verschreibungspflichtiges Hormon. Es können Wechselwirkungen zu anderen Medikamenten bestehen.

### Wichtig: Nur nach Beratung einnehmen

Nehmen Sie Hormone nie ohne Beratung ein auch wenn Sie sie ohne Rezept im Ausland (zum Beispiel übers Internet) erhalten würden. Zum einen können Wechselwirkungen zu anderen Medikamenten bestehen, zum anderen benötigen Sie zuerst Laborwerte, um zu bestimmen, ob tatsächlich ein Mangel besteht. Viele Frauen haben sich selbst um die Meno-Balance gebracht, weil sie aus Verzweiflung irgendwelche Hormone einnahmen, die dann das sensible Hormonnetzwerk noch mehr aus der Balance gebracht haben.

## Östrogen

Es zählt mit Progesteron zu den wichtigsten Steroidhormonen. Das weibliche Geschlechtshormon Östrogen wird vorwiegend in den Eierstöcken aus Testosteron gebildet. In geringen Mengen kann es auch in den Nebennieren und im Bauchfett produziert werden.

Östrogen reguliert den Zyklus, bereitet den Körper auf eine mögliche Schwangerschaft vor, steuert die Libido und ist für die

Ausprägung der weiblichen Geschlechtsmerkmale zuständig. In den Wechseljahren lässt die Hormonproduktion von Östrogen mit dem Einstellen der Tätigkeit in den Eierstöcken abrupt nach. Auch Männern kann es im mittleren Lebensalter an Östrogenen mangeln, aber die nachlassende Hormonproduktion geht viel langsamer vor sich als bei Frauen. Werden Frauen vor der Menopause die Eierstöcke entfernt, kann es zu einem plötzlichen Abfallen von Östrogenen kommen. Noch in den 70er-Jahren war es üblich, dass man Frauen bei einer Entfernung der Gebärmutter die Eierstöcke entnommen hatte, viele unserer Mütter sind davon betroffen.

Wegen seiner positiven Effekte auf den Hauttonus spricht man auch vom Jungbrunnenhormon.

Östrogene wirken auf verschiedene Organe und Gewebe und haben die vielfältigsten Aufgaben im Hormonkreislauf:

- Sie regulieren die Feuchtigkeit aller Schleimhäute.
- Sie können Hitzewallungen lindern.
- Sie wirken sich günstig auf den Zuckerstoffwechsel aus.
- Sie haben einen positiven Effekt auf die Blutfettwerte.
- Sie sorgen durch Wassereinlagerung und die Bildung von bestimmten Eiweißen im Gewebe für eine glatte Haut.
- Sie fördern die gesunde Darmfunktion.
- Sie hemmen den Knochenabbau.

Unter Östrogenen versteht man ein Trio: Östradiol, Östron und Östriol. Östradiol, auch 17-Beta-Östradiol genannt, ist der wichtigste und wirksamste Vertreter des Östrogens. Östron weist nur ein Drittel der biologischen Potenz des Östradiols auf; besonders nach der Menopause wird es wichtig, da es einen gesunkenen Östradiolspiegel etwas kompensieren kann.

Östriol wirkt vorwiegend auf die Schleimhäute, daher wird es für die lokale Anwendung beispielsweise in Vaginalcremes, aber auch in Augentropfen gegen trockene Augen eingesetzt.

## Pregnenolon

Es ist der Grundbaustein für alle Geschlechtshormone und entsteht als erstes Hormon aus dem Cholesterinbaustein – man spricht daher auch von der »Mutter aller Hormone«. In Bezug auf die gesamte Hormonfamilie werden alle weiteren Hormone aus Pregnenolon synthetisiert.

Die größte Menge an Pregnenolon wird in der Nebenniere produziert. Ab einem Alter von 30 Jahren fällt der Pregnenolonspiegel langsam ab. Ein Mangel kann sich in Energielosigkeit, verminderter Gedächtnisleistung und nachlassender Libido zeigen.

## Progesteron

Es zählt mit Östrogen zu den wichtigsten Steroidhormonen, wird vom Gelbkörper hergestellt und daher auch Gelbkörperhormon genannt. Während der Schwangerschaft wird es in großen Mengen in der Plazenta produziert und ab der Menopause in sehr geringen Mengen weiterhin in den Nebennieren. Progesteron ist für die Einnistung der befruchteten Eizelle zuständig, schützt in der Zeit der Schwangerschaft auch vor der Entstehung von Erkrankungen und bereitet die Brustdrüsen auf die Milchbildung vor.

Progesteron ist der wichtigste Vertreter der Gelbkörperhormone. Es ermöglicht die Schwangerschaft und hält sie aufrecht.

Die weiteren Effekte des Progesterons sind weitaus vielfältiger als noch vor Jahren angenommen. Über die 300 Progesteronrezeptoren auf Zellen einzelner Organe beeinflusst Progesteron viele Stoffwechselvorgänge günstig und wirkt auf Knochen, Brust, Haut und Gefäße. Progesteron ist zudem Ausgangssubstanz für weitere Sexualhormone, die aus ihm gebildet werden – wie Östrogen und Testosteron und weitere Steroidhormone (→ »Hormonbaum«, Seite 34 f.).

Als Partnerhormon des Östrogens kann es Schutz vor östrogenabhängigen Tumoren bieten wie etwa bei Brustkrebs. Wegen seiner vielfältigen Eigenschaften wird bioidentisches Progesteron nicht nur bei Wechseljahresbeschwerden verabreicht, sondern heutzutage auch in der Therapie verschiedenster Erkrankungen.

Besteht ein manifester Progesteronmangel, kann es zu vielfältigen Beschwerden kommen. Führende Hormonexperten gehen aktuell davon aus, dass Wechseljahresbeschwerden durchschnittlich zu rund 90 Prozent durch das dem Östrogen fehlenden Partnerhormon Progesteron verursacht sind. Nur rund 10 Prozent schreiben sie einem Östrogenmangel zu. Besteht ein Progesteronmangel bereits bei zu frühzeitig einsetzenden Wechseljahren, ist dies eine mögliche Ursache für ungewollte Kinderlosigkeit.

In Sachen Beauty hat Progesteron auch einiges zu bieten, sorgt es doch für straffes Bindegewebe und schützt vor Krampfadern und Falten. Wegen seiner beruhigenden und harmonisierenden Eigenschaften auf das Gehirn wird es auch oft als »Balsam für die Seele« bezeichnet.

Weitere Aufgaben von Progesteron:

- Es senkt den Blutdruck bei Hypertonikern.
- Es bietet einen Schutzfaktor vor Schlaganfall und Herzinfarkt.
- Es stärkt die Gedächtnisleistung.
- Es stimuliert die Knochenneubildung.
- Es wirkt wie ein mildes Antidepressivum.
- Es lindert Kopfschmerz und Migräne.
- Es senkt den Insulinspiegel, kurbelt die Fettverbrennung an.
- Es vermindert Brustspannen.
- Es verhindert die Entstehung von Myomen und verschiedenen Krebsarten.
- Es lindert Hitzewallungen.
- Es steigert die Libido.
- Es fördert den erholsamen Schlaf.

### Progesteron oder Gestagen?

Auch bei Ärzten und Wissenschaftsjournalisten herrscht immer noch große Verwirrung im Sprachgebrauch der Wörter Progesteron und Gestagen: Progesteron ist ein körpereigenes Hormon, Gestagen hingegen ein im Chemielabor künstlich nachgebautes hormonähnliches Medikament, das in der Antibabypille und als Solist in der Minipille und auch bei der Hormon-Ersatz-Therapie (HET) verwendet wird – je nach Pharmahersteller in verschiedenen molekularen Abwandlungen. Da es sich bei Gestagen um kein körpereigenes – bioidentisches – Hormon handelt, das im Körper dann auch als Baustein zur Bildung von anderen Hormonen dienen könnte, weist es eine ganze Palette an Nebenwirkungen auf wie Neigung zu Bluthochdruck, Thrombosen, Stimmungsschwankungen u. v. m. Natürlich werden Sie sich an dieser Stelle die berechtigte Frage stellen, warum Pharmafirmen Progesteron dann überhaupt nachbauen und abwandeln? Weil es auf körpereigene Stoffe keine Patente gibt, ein Wirtschaftsfaktor steht also hinter diesem Verwirrspiel.

## Serotonin

Das als Gute-Laune-Hormon bekannte Serotonin sorgt dafür, dass man ausgeglichen, glücklich und zufrieden ist. Es zählt zu den Neurotransmittern, kommt im Gehirn, im Darm und im Blut vor und wirkt vorwiegend auf das Nerven- und Herz-Kreislauf-System und den Darm. Rund 95 Prozent des Glückshormons Serotonin werden im Darm produziert, nur 5 Prozent im Gehirn. Voraussetzung dafür ist natürlich eine intakte Darmschleimhaut, das Mikrobiom. Es ist gesund, wenn die Balance aus guten und schlechten Darmbakterien stimmt. Und spätestens seit dem Buchtitel »Darm mit Charme« wissen wir, dass unser Bauchhirn tatsächlich im

Darm sitzt und dass die Darmbakterien eine entscheidende Rolle fürs Immunsystem spielen. Auf einer Fläche von rund 500 Quadratmetern breiten sich bis zu 10 Billionen Mikroorganismen aus, die aus 400 verschiedenen Bakterienarten bestehen. Für Wachstum, Aktivität und Balance der Darmbakterien ist die richtige Ernährung mit Prä- und Probiotika wichtig. Am Funktionieren der Darmschleimhäute sind aber auch Östrogen, Progesteron und Testosteron beteiligt. Wenn diese Hormone schwanken oder sinken, nimmt dies indirekt auch Einfluss auf die Beschaffenheit und Funktion der Darmschleimhaut.

Neben einem positiven Gemütszustand sorgt Serotonin auch für einen gesunden Schlafrhythmus und Sexualtrieb. Außerdem reguliert es die Körpertemperatur. Der Gegenspieler von Serotonin ist das Stresshormon Cortisol, welches im Überschuss den Alterungsprozess beschleunigt und die Arbeit des Immunsystems beeinträchtigt. Eine ausreichende Serotoninbildung ist daher in Stressphasen besonders wichtig. Durch die Aminosäure Tryptophan, eine Vorstufe des Serotonins, kann die Serotoninproduktion angekurbelt werden. Tryptophan kommt unter anderem besonders reichhaltig in Milch und Haferflocken, Bananen, Erdnüssen, Haselnüssen sowie in Erbsen, Bohnen und Sojabohnen vor. Auch Griffonia, 5-HTP, hilft, den Serotoninspiegel anzuheben (→ Seite 121 f.).

## Testosteron

Auch Frauen benötigen das männliche Geschlechtshormon in geringen Mengen, das in der Nebennierenrinde gebildet wird. Überwiegend wird es morgens zwischen acht und zehn Uhr ausgeschüttet. Nach der Menopause sinkt auch der Testosteronspiegel ab. Testosteron steht für Antrieb und Energie, aber auch für die sexuelle Lust, und für Wohlbefinden bis ins hohe Alter ist es besonders wichtig. Aber nicht nur die Wechseljahre können für einen sinkenden Testosteronspiegel verantwortlich sein, auch Stress, Alkohol, Drogen und Medikamente wirken sich mindernd auf den Testosteronspiegel aus.

## Die Testosteronproduktion natürlich ankurbeln

Lebensmittel enthalten zwar kein Testosteron, aber einige Nährstoffe können die Testosteronproduktion unterstützen: Die wichtigsten darunter sind Zink, Vitamin D und Omega-3-Fettsäuren. Zink ist enthalten in Erdnüssen, Haferflocken, Eigelb, Gouda und Austern. Omega-3-Fettsäuren sind reichlich enthalten in Avocado und Wildlachs. Vitamin D kann durch Sonneneinstrahlung in der Haut hergestellt werden. In der dunklen Jahreszeit wird eine Supplementierung empfohlen. Essen Sie auch häufig Kreuzblütler-Gemüse wie Brokkoli, Blumenkohl, Rosenkohl. Diese enthalten Stoffe, die im Magen in DIM (Diindolylmethan) umgewandelt werden. DIM unterstützt die Produktion von freiem Testosteron, das sich leicht an Androgenrezeptoren anbinden kann.

# Der Tanz der Hormone

Ob Wachstum, Stoffwechsel oder Gefühle – an jeder noch so alltäglichen Reaktion sind die Hormone beteiligt. Und damit alles gut funktioniert, müssen sie in den ausreichenden Mengen und den richtigen Verhältnissen untereinander vorhanden sein. Sonst gelangt das hormonelle Gefüge schnell aus der Balance.

Unser Hormonsystem gleicht da einem Symphonieorchester – spielt etwa die erste Geige falsch oder ist sie zu laut oder zu leise, dann ist die ganze Komposition davon betroffen, die Harmonie ist gestört.

Oder man stellt sich die Meno-Balance wie einen harmonischen Tanz der Hormone vor: Gerät eines aus dem Takt – bzw. aus der Hormonbalance –, kann es zu hormonellen Schwankungen bis hin zu manifesten Störungen kommen.

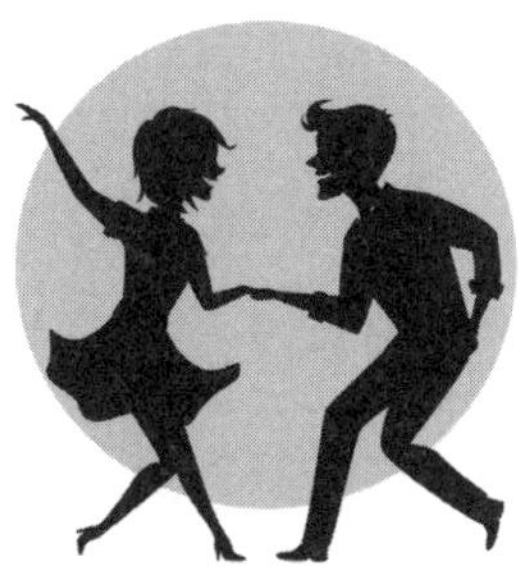

Wie beim Paartanz haben auch viele Hormone einen Partner. So wirken Progesteron und Östrogen als Partnerhormone und ergänzen sich wie Yin und Yang. Eines braucht die Anwesenheit des anderen, um überhaupt wirken zu können. Es gibt viele Gründe, warum dieser Paartanz der Partnerhormone gestört sein kann. Oft ist die sogenannte »Östrogendominanz« Ursache dafür, dass die Meno-Balance in die Schieflage gerät …

# Was ist eine Östrogendominanz?

Erstmals wurde der Begriff Östrogendominanz im Jahr 1966 von dem amerikanischen Arzt Dr. John R. Lee verwendet. Dieser Begriff bezeichnet, dass das Verhältnis von Progesteron und Östrogen gestört ist. Das Östrogen hat die Dominanz gewonnen. Die Gründe dafür können sehr vielfältig sein. Wenn eine Östrogendominanz vorliegt, heißt das aber im Umkehrschluss nicht, dass zu viel Östrogen vorhanden sein muss. Das Wort Dominanz bezieht sich lediglich auf die Verhältnisse der beiden Partnerhormone untereinander. Es kann also auch ein Östrogenmangel herrschen und dennoch eine Dominanz gegenüber dem Progesteron bestehen.

In den beginnenden Wechseljahren sinkt als Erstes der Progesteronspiegel ab. Und hier verändern sich dann auch bereits die Verhältnisse der beiden Partnerhormone zueinander. Das bedeutet, auch das Östrogen wird mit den Wechseljahren sinken, und dennoch besteht eine Östrogendominanz.

## Wichtig: Östrogendominanz nicht verstärken

Insbesondere die Zeit vor der Menopause und die ersten Jahre danach gelten daher grundsätzlich als Phase der Östrogendominanz. Leider werden auch heute noch häufig östrogenhaltige Medikamente bei Wechseljahresbeschwerden – ohne die Gabe von Progesteron – oder auch Heilpflanzen mit östrogenartiger Wirkrichtung verabreicht. Das kann eine bereits bestehende Östrogendominanz zusätzlich verstärken. Aber nicht nur in den Wechseljahren kommt es zur Östrogendominanz, sie ist bereits ab dem 35. Lebensjahr möglich. PMS, Zyklusstörungen sowie Stimmungsschwankungen können Hinweise darauf sein.

Fehlt dem Östrogen der Gegenspieler Progesteron, dann kann beispielsweise das Wachstum von östrogen-sensitiven Geweben angeregt werden. Dazu zählt bei Frauen das Hüftfett und das Fettgewebe an Gesäß und Oberschenkeln. Aber auch Männer können eine Östrogendominanz aufweisen, man erkennt sie oft an Bauchfett und Brustwachstum. Das liegt häufig am übermäßigen Bierkonsum, da Bier viel Hopfen enthält, das östrogenartig wirkt. Es gibt viele weitere Nahrungsmittel wie etwa Soja und die Xenoöstrogene (östrogenartige Umweltchemikalien), die die Östrogenbilanz negativ verschieben. Welche Substanzen das sind, finden Sie im Kapitel »Hormonfeinde« auf Seite 58 ff. Leider begünstigt ein Östrogenüberhang nicht nur das Wachstum von Fettgewebe, sondern auch von einigen Krebsarten, die östrogenabhängig sind.

## Symptome der Östrogendominanz

Bei einer Östrogendominanz wiegt nicht nur das erhöhte Risiko für östrogensensitive Tumoren, sondern es kann auch zu vielen Beschwerden kommen, die sich zu anderen Hormonschwankungen sehr schwer abgrenzen lassen. Bei Männern und Frauen kann es zu verschiedenartigen Symptomen kommen, daher gilt diese Liste nur für das weibliche Geschlecht:

- Zyklusstörungen
- prämenstruelles Syndrom
- Brustspannen
- Zysten der Brust
- Brustkrebs
- Uterusmyome
- »schlechte« Abstriche (»positiver« Befund, Zellveränderungen lassen sich am Muttermund nachweisen)
- Zysten der Eierstöcke
- Eierstockkrebs

# Prävention von Brustkrebs und anderen östrogenabhängigen Tumoren

Es gibt hormonrezeptor-positive Tumoren, wie z. B. Brustkrebs und das Endometriumkarzinom, die östrogenabhängig sind. Eine Östrogendominanz steht daher im Verdacht, diese Krebsrisiken zu erhöhen.

Viele Jahre lang erhielten Frauen bei Wechseljahresbeschwerden bedenkenlos und sogar auch prophylaktisch eine HET, eine Hormon-Ersatz-Therapie, verschrieben – eine Kombination, bestehend aus Östrogenen aus konjugiertem Pferdeurin und künstlich designten Gestagenen. Doch aufgrund der im Jahr 2002 abgebrochenen groß angelegten *Women's Health Studie*[2] wurde diese Art der Hormonverabreichung in den letzten Jahren deutlich eingeschränkt. Bereits nach fünf Studienjahren zeichneten sich sehr hohe Risiken für Brustkrebs, Thrombosen, Herzinfarkt, Schlaganfall und andere ab.

Heutzutage wird die HET nicht mehr im Gießkannenprinzip verordnet, und es entbrannte ein langjähriger Streit um Nutzen und Risiken der HET. Neue Gegenstudien wurden in Auftrag gegeben, um die Unbedenklichkeit der abgebrochenen Studie durch neue Interpretationsversuche herzustellen. Und obwohl es im Gegensatz zu diesen chemisch veränderten Hormonen auch bioidentische, also körpereigene natürliche Hormone gibt (→ Kapitel »Hilfe durch bioidentische Hormone«, Seite 149 ff.), erhalten weiterhin weltweit aktuell rund zwölf Millionen (!) Frauen eine HET.

Auch aktuell hat die *Collaborative Group on Hormonal Factors in Breast Cancer* der Universität Oxford in 2019 der HET bestätigt:[3] Es besteht ein erhöhtes Brustkrebsrisiko! Die Studienautoren analysierten 58 Studien von 1992 bis 2018. Wie die Ärztezeitung online am 30.08.2019 berichtete, hatten die meisten Frauen die HET zwischen 40 und 59 Jahren begonnen, mit durchschnittlich 65 Jahren wurde ein invasives Mammakarzinom diagnostiziert. Nach 5 bis 14 Jahren HET hat sich der Studie zufolge das Krebsrisiko verdoppelt. Und auch nach der Beendigung der HET blieb das erhöhte Krebsrisiko noch für weitere zehn Jahre bestehen.

Wenn Sie in die Wechseljahre kommen, ist es daher besonders wichtig, immer ein Augenmerk auf eine eventuelle Östrogendominanz zu haben, denn gerade im beginnenden Klimakterium kann es zu erhöhten Östrogenwerten kommen. Auch Übergewicht, insbesondere ab einem BMI von 32, steht in Zusammenhang mit einem erhöhten Brustkrebs- und Endometriosekarzinom-Risiko, denn Fettzellen können Östrogene produzieren, speziell die des viszeralen Bauchfettes.

Der angesagte Hormonspezialist Professor Johannes Huber aus Wien wies bereits 2015 in seinem Vortrag auf dem *Kongress für menschliche Medizin* darauf hin:[4] »Je mehr Fettzellen vorhanden sind, umso mehr ist die Aromataseaktivität vorhanden.« Aromatase ist das entscheidende Enzym bei der Herstellung von Östrogenen, dabei wird in den Fettzellen das männliche Hormon Testosteron in Östrogen umgewandelt. In der Brustkrebstherapie kommen daher sogenannte Aromatase-Hemmer zum Einsatz, um diesen Prozess zu hemmen.

Natürlich wissen wir auch um die seelischen Auslöser von Brustkrebs (und anderen Krebsarten), die wir nicht vernachlässigen dürfen. So können sich Stress, seelische Verletzungen und auch Schicksalsschläge wie Scheidung oder der Tod von geliebten Menschen negativ auf das Immunsystem auswirken. Im Sinne einer präventiven Medizin sollten wir immer ganzheitlich denken und handeln und Körper, Seele und Geist miteinbeziehen.

Erfahren Sie im nächsten Kapitel, wie Sie mit der richtigen Ernährungsweise das individuelle Krebsrisiko eindrucksvoll senken können.

### Auch die Leber spielt eine essenzielle Rolle

Zur Prävention gegen östrogenabhängige Tumoren ist die Reduktion oder der völlige Verzicht auf Alkohol wichtig. Insbesondere, wenn Sie übergewichtig sind. Denn Alkohol gilt als Turbobeschleuniger, er triggert die Aromataseaktivität in den Fettzellen zusätzlich, und der Hopfen im Bier fördert eine Östrogendominanz!
Es ist ein enorm wichtiger Prozess, dass die Leber Östrogene umbaut und wieder ausscheidet. Die Leber kümmert sich aber immer nur um die Arbeit, die akut ansteht. Ist sie bereits ausgelastet durch die Abbauarbeit von Alkohol oder unverträglichen Lebensmitteln, wird der Östrogenab- und -umbau erst einmal zurückgestellt, das Östrogenkonto bleibt hoch.

## Schon mal gehört – das Östrobolom?

Dass das Mikrobiom im Darm, also das ausgewogene Miteinander von Millionen verschiedenster Darmbakterienarten, für unser Hormonsystem und die Gesundheit im Allgemeinen äußerst wichtig ist, wissen die meisten bereits. Aber neben dem Mikrobiom gibt es im Darm auch das Östrobolom.[5] Das ist ein Konglomerat von verschiedenen Bakterien, die regeln, wie viel Östrogen mit dem Stuhl ausgeschieden wird und wie viel im Körper verbleibt. Die Ausscheidung klappt besser, wenn unsere Nahrung viel Gemüse enthält. Tut sie das nicht, wird das Enzym Beta-Glucuronidase produziert, das die Ausscheidung von Östrogen verhindert. Auch Antibiotika, Medikamente und Umwelteinflüsse können sich negativ auf das Östrobolom auswirken und so das Gleichgewicht der verschiedenen Östrogenarten im Körper durcheinanderbringen und zudem eine Östrogendominanz fördern. Bestehen hyperöstrogene Erkrankungen oder -risiken, macht es durchaus Sinn, die Aktivität von Beta-Glucuronidase in einer Stuhlprobe untersuchen zu lassen.

## Tipp: Östrogendominanz selbst testen

Wenn Ihnen die Laborwerte von Beta-Östradiol und Progesteron vorliegen, können Sie auf einem Internet-Rechner selbst testen, ob eine Östrogendominanz vorliegt. Sie finden die Web-Adresse im Anhang auf Seite 189 unter »Links und Adressen«.

# Geliebte »Hormonfreunde«

Bereits kleinste Störungen können unser Hormonsystem aus seiner natürlichen Balance werfen und verschiedenste Beschwerden in Psyche und Körper auslösen. Vieles haben wir selbst in der Hand, denn wir können »Hormonfeinde« einfach meiden und mehr »Hormonfreunde« zu uns einladen. Nur wer Freund und Feind kennt, kann sich proaktiv mit seinen Gedanken auf einen gesunden Lebensstil und auf Meno-Balance ausrichten. Erfahren Sie hier, welche Hormonfreunde Ihnen ganz besonders guttun.

## Ruhe und Entspannung

Um einen ständig zu hohen Cortisolspiegel zu senken, sind Ruhe und Entspannung die zwei Zauberwörter. Helfen können Entspannungstechniken wie autogenes Training, progressive Muskelrelaxation oder Yoga. Aber auch Waldspaziergänge, Lieblingsmusik oder eine Tasse Tee auf der Couch tun gut und senken den Stresspegel.

Hormonyoga ist speziell darauf ausgerichtet, die Hormondrüsen zu aktivieren, damit Hormone in ausreichenden Mengen produziert werden. Mithilfe von Atmung, Stellungen (Asanas) und Energielenkung werden die Hormondrüsen sanft angeregt. Hormonyoga ist nicht nur bei Wechseljahresbeschwerden ideal, sondern auch bei PMS, unerfülltem Kinderwunsch, verfrühter Menopause und allen weiteren Dysbalancen des Hormonsystems. Am besten lernt man es in einem Kurs und kann die Übungen dann zu Hause in seinen Tagesablauf integrieren. Auf Seite 175 ff. stellen wir Ihnen drei hilfreiche Hormonyoga-Übungen vor.

### Tipp: Eine Runde kuscheln

Der Neuroökonom Paul Zak sagt, dass bereits eine Umarmung von 20 Sekunden mit dem Partner (oder auch dem Kuscheltier) ausreicht, um die Oxytocinausschüttung anzukurbeln. Eine wahre Schwemme an Oxytocin verspricht die Entspannung nach einem Orgasmus. Das »Liebeshormon« Oxytocin lässt einen zu hohen Cortisolspiegel ganz schnell in den Keller stürzen. Auch mal zwischendurch ein süßes Tiervideo hilft, um in eine positive Gemütslage zu kommen ...

## Hilfreiche Heilpflanzen

Die Natur bietet eine Fülle an Heilpflanzen und Wildkräutern, die bei Östrogen- oder Progesteronmangel helfen, die körpereigene Hormonproduktion anzukurbeln, oder harmonisierend wirken. Östrogenfördernd sind: Hopfen, Traubensilberkerze, Sibirischer Rhabarber, Rotklee, Moringa. Progesteronfördernd sind: Yamswurzel, Frauenmantel, Maca, Passionsblume oder Mönchspfeffer. Allgemein harmonisierend sind: Johanniskraut, Salbei und Nachtkerze. Lesen Sie mehr dazu ab Seite 100.

## Hormongesunde Ernährung

Die Jahre wechseln – und Ihre Ernährungsweise sollte das auch tun! In gewisser Weise sind die meisten von uns Gewohnheitstiere, haben die gleichen Vorlieben und essen immer wieder die gleichen Lieblingsgerichte. Eingefahrene und liebgewonnene Ess- oder Verhaltensmuster aufzugeben ist wirklich schwer! Aber es lohnt sich, insbesondere, wenn Sie auf die Wechseljahre zusteuern. Denn Meno-Balance – das bedeutet auch eine gute Immunabwehrlage und zugleich optimale Prävention gegen ein erhöhtes Brustkrebsrisiko. Durch eine gesunde Lebens- und Ernährungsweise sorgen Sie für hormonelle Balance und wirken zugleich einer Östrogendominanz entgegen. Zu einer optimalen Ernährungsweise zählen natürlich ausreichend Vitalstoffe.

## Ab heute: real food!

Mit »real food« wird alles bezeichnet, was frisch, unverarbeitet und ohne Plastikverpackung erhältlich ist: Obst und Gemüse, Hülsenfrüchte, Nüsse, Samen und Kräuter. Kaufen Sie regional und möglichst Bioware, niemand möchte Glyphosat im Blut haben.

## No-Gos!

Verzichten sollten Sie möglichst auf Milchprodukte, »schlechte« Kohlenhydrate wie Zucker und Mehl und auf ein Zuviel an Soja, Gluten, Alkohol und Fleisch. Das klingt hart, aber es macht Sinn. Studien verdeutlichten, dass beispielsweise Casein, das Milchprotein, aktiv an der Krebsentstehung beteiligt ist. Der Autor und Arzt Ruediger Dahlke fasste sein Wissen für eine optimale Ernährungsweise unter dem Namen »Peacefood« zusammen. Vor dem Hintergrund der neuesten neuroendokrinologischen Erkenntnisse erklärt er in seinen Büchern über »Peacefood«, was wir essen müssen, um Hormone wie Serotonin, Dopamin oder Gaba zu befeuern und dadurch unsere körperliche und seelische Balance zu finden.

## Ja zu vegetarisch oder vegan!

Viele weitere Autoren und Wissenschaftler untermauern die gesundheitsfördernden Effekte einer vegetarischen oder veganen Ernährungsweise: Vegetarier leben länger als Mischköstler, aber die

Veganer toppen die Vegetarier sogar noch mal in puncto Langlebigkeit. Und neben den positiven gesundheitlichen Effekten tun wir auch was fürs Tierwohl, gegen den Antibiotikamissbrauch und helfen auch noch, das Klima zu retten!

## Es ist noch kein Veganer vom Himmel gefallen

Ich spreche aus eigener Erfahrung: Gerade wenn man schon ein paar Jährchen auf dem Buckel hat, scheinen radikale Lebensumstellungen und Verzicht auf lieb gewonnene Gewohnheiten sehr hart zu sein. Wem der sofortige Schritt zum Veganer oder Vegetarier zu schwer ist, sollte versuchen, stufenweise auf Fleisch oder Milchprodukte zu verzichten, z. B. sich unter der Woche fleischlos zu ernähren. Und wenn Fleisch, dann möglichst bio und unverarbeitet. Oder besser mal Fisch anstelle von Fleisch. Auch den Pescetariern (Menschen, die auf Fleisch verzichten, auf Fisch jedoch nicht) wird (noch) ein sehr gutes Altersranking zugesprochen, wenngleich der Fischkonsum aufgrund der Schwermetall- und Plastikbelastungen auch immer kritischer zu bewerten ist.

Ein kleines Trostpflaster: Orientieren Sie sich an der Formel 80:20. Bedeutet: Wenn Sie zu 80 Prozent nach Ihrer neuen »Gesundformel« essen, dürfen Sie zu 20 Prozent zwischendurch mal Schummelmahlzeiten genießen, ohne dass es gleich schaden muss. Gestehen Sie sich das zu, denn es gibt keine 100-prozentige Perfektion!

## Energiekick durch die Ernährungsumstellung

Viele Frauen in den Wechseljahren berichten über positive Veränderungen, nachdem sie ihre Ernährungsweise auf vegan umgestellt haben. Auf körperlicher Ebene schwinden Gelenkschmerzen, Haare und Nägel werden fester, der Teint verbessert sich, ebenso Verdauung und Schlaf. Aber auch auf der geistigen Ebene ist diese Ernährungsumstellung spürbar. Man verfügt über viel mehr Energie, verspürt wieder mehr Lebensfreude, ist nicht mehr so stressanfällig und wird gelassener. Probieren Sie es einfach mal aus, die positiven Effekte sind bald spürbar, und Sie möchten sie dann bestimmt nicht mehr missen!

## Antibiotikaresistente Keime in Schweinegülle

Verbraucher möchten keine Medikamentenrückstände in Fleisch oder Hormone im Trinkwasser. Sie möchten auch nicht über tierische Nahrung mit genveränderten Partikeln kontaminiert werden oder mit antibiotikaresistenten Keimen in Kontakt kommen. Doch der unreflektierte Antibiotikaeinsatz fördert die Antibiotikaresistenzen. Tiere auf engstem Raum werden häufiger krank und benötigen mehr Antibiotika. 66 Prozent des deutschen Masthuhnfleisches sind bereits mit Antibiotikaresistenzen belastet, ein Übertragungsweg für Resistenzen auf den Menschen. In Deutschland sterben aktuell jährlich rund 15 000 Menschen durch multiresistente Keime, weil lebensrettende Antibiotika nicht mehr wirken. Auch eine Analyse von Greenpeace vom 21.04.2020 weist alarmierende Zahlen auf – und die Verheißung »Billigfleisch kostet Zukunft«. Über Gülle aus Schweineställen gelangen antibiotikaresistente Keime und Antibiotika großflächig in die Umwelt. Dr. Dirk Zimmermann, Greenpeace-Agrarexperte dazu: »Die Keime werden bereits mit dem Staub aus den Ställen oder bei der Lagerung der Gülle über die Luft in die Umwelt getragen. Mit der Ausbringung auf den Äckern werden sie noch weiter verteilt. Sie gelangen in Böden und Gewässer, zu Wildtieren, aber auch auf Getreide oder Gemüse und damit in die Lebensmittelerzeugung.«[6] Die Analyse zeigt eine besorgniserregende Entwicklung auf: In 12 von 15 Gülleproben in fünf Bundesländern wies ein Labor antibiotikaresistente Keime nach. Wir sollten also unbedingt über unser Konsumverhalten nachdenken und es ändern. Für unsere Gesundheit, für das Tierwohl und zum Schutz unserer Ökosysteme.

## Superfoods mit »hormonellem Effekt«

Sie haben bereits gehört, dass eine möglichst vegane Ernährungsweise für unseren Organismus besonders zuträglich ist. Hormongesundes Essen ist aber eins: vor allem bunt! Und da gibt es reichlich Superfoods – Nahrungsmittel mit hormonaktiven Stoffen, die dem Hormonsystem guttun. Diese Nahrungsmittel sollten unbedingt öfter auf Ihrem Teller landen. Dazu zählen beispielsweise Apfel, Avocado, Brokkoli, Karotte, Granatapfel, Spargel, Leinsamen, kalt gepresstes Kokosöl, Süßkartoffeln und Yamswurzel. Erfahren Sie mehr darüber auf Seite 135 ff.!

## Darmgesunde Nahrungsmittel

Auf einer Fläche von rund 500 Quadratmetern breiten sich bis zu 10 Billionen Mikroorganismen aus, die aus 400 verschiedenen Bakterienarten bestehen. Wie Sie bereits erfahren haben, ist dieses Mikrobiom natürlich auch mit unserem Hormonsystem vernetzt, und sogar 95 Prozent vom Glückshormon Serotonin werden im Darm produziert. Wichtig für die Gesundheit ist ein ausgewogenes Verhältnis zwischen den »guten« und den »schlechten« Darmbakterien. Damit die Balance stimmt, brauchen die »guten« Darmbakterien die richtige Nahrung. Man nennt sie Präbiotika, Nahrungsbestandteile, die nicht verdaut werden und die Wachstum und Aktivität der guten Darmbakterien anregen. Enthalten sind sie in Äpfeln, Artischocken, in Spargel, Topinambur oder Schwarzwurzeln. Wichtig für die Darmgesundheit sind zudem Probiotika mit lebendigen Bakterienkulturen (Naturjoghurt oder vegane Joghurts) sowie ausreichend Ballaststoffe. Darmgesund ist eine Ernährungsweise mit wenig Zucker, wenig anderen »schlechten« Kohlenhydraten wie Auszugsmehlen und »schlechten« Fetten (mit gesättigten Fettsäuren).

# Bedenkliche »Hormonfeinde«

Es gibt tatsächlich eine ganze Armada von Hormon-Gegenspielern. Die gute Nachricht ist aber, dass eine Meno-Balance in Schräglage manchmal von ganz allein wieder in die hormonelle Harmonie kommt, wenn wir die »Hormonfeinde« erst mal erkannt und eliminiert haben. Selbst Wechseljahresbeschwerden können leichter werden oder ganz verschwinden, sodass man gar keinen anderen Behandlungsansatz mehr braucht.

Bis an diese Stelle des Buches haben Sie bereits schon viel erfahren, was Ihren Hormonen guttut, lesen Sie nachfolgend, welche Hormonfeinde Sie unbedingt meiden sollten.

## Der größte Hormonfeind: Stress

Gegen kurzfristigen Stress können wir manchmal nicht viel machen, da er oft schicksalshaft eintritt wie der Stau auf der Autobahn. Nachteilig für unsere Gesundheit ist vor allem der Dauerstress. Er kann ein vielfältiges Beschwerdebild auslösen und sogar zum Hormonräuber werden. Das Hormon Cortisol wird in den walnussgroßen Nebennieren gebildet. Eigentlich schützt es vor Stress, Entzündungen, überschießenden Immunreaktionen und reguliert zusammen mit dem Hormon Insulin den Zuckergehalt im Blut. Doch ein ständig zu hoher Cortisolspiegel kann die fein austarierten Hormonwerte untereinander ganz schön durcheinanderbringen. Hoher Cortisoleinfluss verbraucht beispielsweise andere Hormone: Die Herstellung von Progesteron wird heruntergefahren, da die Hormonvorstufe, aus der es produziert wird, jetzt für die

Cortisolherstellung benötigt wird. Das Cortisol verhält sich hier also wie ein Hormonräuber.

Auch das Hormonpartnerverhältnis Noradrenalin-Adrenalin wird gestört, und es kann zudem zu einem Mangel am Glückshormon Serotonin und DHEA kommen. Ausgewogene DHEA-Werte stehen für Wohlbefinden und Energie. Antriebslosigkeit, Schlafstörungen und Stoffwechselstörungen sind die möglichen Folgen dieses Hormonchaos. Besteht ein jahrelanger Dauerstress, kann die Cortisolproduktion in Folge komplett abfallen. Nach dieser Hormonproduktionshöchstleistung sind die Nebennieren irgendwann einmal völlig erschöpft. Auch die »guten« Funktionen des Cortisols versagen dann aufgrund von Cortisolmangel. Dann spricht man vom »Burn-out-Syndrom« – nichts geht mehr.

### *Wichtig:* Schilddrüsenwissen

**Weil Schilddrüse und Nebennieren über den hormonellen Regelkreis eng miteinander in Verbindung stehen, kann Stress indirekt auch für Fehlfunktionen der Schilddrüse verantwortlich sein.**

## Hormone aus Medikamenten und Fleisch

Jeder Eingriff in das sensible Regelwerk des Hormonsystems kann ein Hormonchaos nach sich ziehen. Hormonhaltige Medikamente wie die Antibabypille oder die Hormon-Ersatz-Therapie HET können Nebenwirkungen bis hin zu manifesten Hormonstörungen und lebensgefährlichen Risiken beispielsweise für Brustkrebs oder Thrombosen verursachen. Zudem landen viele hormonhaltige Arzneimittelrückstände in der Toilette. Östrogene aus der Pille gelangen beispielsweise über den Urin in den Wasserkreislauf. Studien belegen, dass nicht nur in Gewässern lebende Tiere durch Hormone eine Geschlechtsumwandlung von männlich zu weiblich erfahren – sondern dass auch wir Menschen von Hormonrückständen betroffen sind, die in den Wasserkreislauf gelangen konnten. Die östrogenartige Wirkung kann sich bei Männern in der Zunahme der Unfruchtbarkeit niederschlagen: Es wird eine geringere Spermienmenge produziert, oder die Spermien bewegen sich langsamer, sodass sie nicht schnell genug ihr Ziel (Eizelle) erreichen können.

Auch übers Billigfleisch aus der Agroindustrie können wir mit weiteren Hormonen aus der Tiermast kontaminiert werden. Wachstumshormone in der Schweinemast sind zwar hierzulande verboten, aber wer weiß schon, woher das Stück Fleisch wirklich kommt, das auf unserem Teller landet? In den USA werden Wachstumshormone eingesetzt, ebenso in Brasilien bei Schweinen und Rindern. Zudem werden auch Sexualhormone verabreicht, damit extrem viele Ferkel in einem Wurf geboren werden.

Hinzu kommen noch Stresshormone, die von den Tieren in der Massentierhaltung, bei qualvollen Tiertransporten und beim Töten im Schlachthof freigesetzt werden. Das Stück Fleisch auf dem Teller kann also einen wahren Hormoncocktail beinhalten. Wer nicht Vegetarier oder Veganer ist, sollte daher möglichst nur wenig Biofleisch verzehren. Für die eigene Gesundheit – und fürs Tierwohl.

## Xenoöstrogene – Hormone aus der Umwelt

Xenoöstrogene haben die Fähigkeit, sich an Östrogen-Rezeptoren anzudocken – wie echtes körpereigenes Östrogen. Sind manche Rezeptoren durch sie besetzt, kann es sein, dass diese Rezeptoren für echte Hormone, die wichtige Aufgaben erfüllen sollen, blockiert sind. Selbst Enzyme, die wichtig für die Hormonproduktion sind, werden von den Umwelthormonen angegriffen. In der Leber kann der natürliche Abbau der Hormone geblockt werden. Oder im Darm können die Hormone und ihre Imitatoren, anstatt ausgeschieden zu werden, wieder von der Schleimhaut aufgenommen und quasi recycelt werden.

Doch welche Kaskade an Fehlfunktionen durch Xenoöstrogene tatsächlich ausgelöst wird, das vermag noch kein Wissenschaftler zu sagen. Denn keine akute Toxizität kann hier nachgewiesen werden, sondern es handelt sich um einen hochkomplexen Problembereich mit Langzeitauswirkungen auf Mensch und Tier. Licht in den Einkaufsdschungel können hier zwei Apps bringen, die sagen, welche Inhaltsstoffe in Produkten stecken: ToxFox und Codecheck (www.codecheck.info).

Zu den bekannten hormonaktiven Umweltgiften zählen Weichmacher (Bisphenole) in Plastik, krebsauslösende Chlorverbindungen, Pestizide aus der Landwirtschaft u. v. m. Jüngst fanden Forscher auch heraus, dass wir nicht nur Plastikpartikelchen aus Weichmachern mit den Mahlzeiten aufnehmen, sondern, pro Essen, auch noch rund 100 Plastikpartikel aus der Luft mit dem Hausstaub schlucken. Beispielsweise aus synthetischen Materialien aus Sofas und Bodenbelägen. Aber nicht nur wir Menschen sind betroffen, auch die Tierwelt erkrankt immer häufiger daran und verendet an den von Menschenhand verursachten Problemen. Wie ein Wal in Thailand, der im Juni 2018 nach fünftägigem Todeskampf mit 80 Plastiktüten im Magen verstarb. Plastik verschmutzt die Weltmeere und tötet Pflanzen- und Tierwelt. Und aktuell ist das australische Korallenriff, das Great Barrier Riff, vom Absterben bedroht.

Auch UV-Filter (OMC) in Kosmetika gehören zu den sogenannten »Endokrinen Disruptoren« (EDC) und wirken in eine östrogenartige Richtung. Ebenso Methyl-, Ethyl- und Propylparaben:

Diese Stoffe dienen der Konservierung von Kosmetika und weisen dem Östrogen ähnliche Strukturen auf. Britische Wissenschaftler konnten nachweisen, dass Parabene im Gewebe von Brustkrebstumoren gefunden wurden. Parabene stecken allerdings auch in gepökeltem Fleisch, Zigaretten, Knabberzeug, Beißringen u.v.m. Generell kann man sagen, dass ein nachhaltiger Lebensstil zugleich den Kontakt mit Xenoöstrogenen reduziert.

## Vitalstoffmangel vermindert die Hormonproduktion

Damit alle Hormone in ausreichenden Mengen vom Körper produziert werden können, sollten unsere Vitalstoffspeicher gefüllt sein. Doch häufig ist das nicht der Fall. Es ist sinnvoll, dies auch einmal an den eigenen Laborwerten überprüfen zu lassen. Liegt ein Mangel vor, ist es wichtig, die Vitalstoffspeicher wieder anzureichern, am besten natürlich durch frische, regionale Lebensmittel. Nachfolgend finden Sie wichtige Vitalstoffe, mit denen das weibliche Geschlecht besonders häufig unterversorgt ist:

- B-Vitamine – für Nerven und Hormone. Besonders wichtig für den Neurotransmitter-Stoffwechsel. Beim prämenstruellen Syndrom (PMS) werden häufig zu niedrige Vitamin-B-Spiegel gemessen. Vitamin $B_5$ (Pantothensäure) ist unabdingbar bei der Herstellung der Sexualhormone aus Cholesterin. Da es in großen Mengen in Leber, Nieren und Eigelb vorkommt, sollten gerade Veganer neben $B_{12}$ auch ihre Vitamin-$B_5$-Depots im Blick haben. Vitamin $B_6$ benötigen wir zur Bildung von Serotonin, das für eine gute Stimmungslage und Schlaf steht. Folsäure (Vitamin $B_9$) ist in der fötalen Entwicklungsphase unabdingbar. Eine ausreichende Zufuhr über die Mutter ist lebenswichtig. Sie senkt zudem das Risiko für Gefäßverkalkung. Mit zunehmendem Alter kann es zu Störungen der Vitamin-$B_{12}$ (Cobalamin)-Aufnahme und damit zu einem Mangel kommen. $B_{12}$ ist für grundlegende Stoffwechselvorgänge unentbehrlich.

- Eisen – wichtig für Hormone und andere Botenstoffe. Benötigen Frauen in großen Mengen besonders in der Schwangerschaft oder kurz vor der Menopause, wenn es zu starken Blutungen kommt. Eisen ist ebenso an der Produktion von Hormonen und Neurotransmittern beteiligt.
- Kalzium – kann PMS-Symptome lindern. Ein ausgewogener Kalziumhaushalt ist darüber hinaus für die Knochen und Vorbeugung gegen Osteoporose wichtig. Bei PMS kann Kalziummangel Beschwerden wie Müdigkeit, Gereiztheit und Schlafstörungen verursachen.
- Magnesium – zu viele Räuber zehren es auf. Frauen, die oft nach Schoko und Co. greifen, sind häufiger vom Magnesiummangel betroffen, denn solche »schlechten« Kohlenhydrate bedingen Magnesiumverlust. Ebenso Alkohol oder starkes Schwitzen beim Sport oder ständige Hitzewallungen in den Wechseljahren verbrauchen die Magnesiumreserven.
- Vitamin D – häufig sind wir unterversorgt. Durch Sonneneinstrahlung auf der Haut wird das Prohormon gebildet. Doch von Oktober bis April kommt es oft zu einer Mangelversorgung. Wer weniger als 30 IE davon im Blut hat, sollte seine Vitalstoffdepots unbedingt auffüllen, da Vitamin D für ein intaktes Hormonsystem unentbehrlich ist, u. a. für die Sekretion der Schilddrüsenhormone und die Testosteronbildung. Vitamin D ist darüber hinaus an vielen regulativen Vorgängen im Körper beteiligt. Eine besonders wichtige Aufgabe kommt dem Prohormon zu, da es sogar das Krebswachstum hemmen kann. In zunehmenden Alter lässt die Fähigkeit, Vitamin D über die Haut zu produzieren, nach, selbst wenn man sich ausreichend in der Sonne aufhält.

- Zink – es aktiviert und reguliert den Gehirnstoffwechsel und das gesamte Hormonsystem. Es bewirkt und ermöglicht unzählige Enzymreaktionen und hat über Stammhirn und Großhirnrinde auch bedeutenden Einfluss auf unser Wohlbefinden. Man spricht zu Recht auch vom »Frauenmineral«.

Lesen Sie ausführlich ab Seite 120, welche Mikronährstoffe unentbehrliche Helfer in den Wechseljahren sind.

## Schlechte Ernährungsgewohnheiten

Es gibt eine Reihe von Nahrungsmitteln und Getränken, die Frauen reduzieren sollten, denn sie stören nicht nur den Hormonhaushalt, nein, es handelt sich zum Teil um wahre Hormon-Killer ...

- Keine Macht dem Koffein. Für die Kaffeetrinkerinnen wird's schwer: Bei zu niedrigem Progesteronspiegel triggert Kaffee dieses Leck zusätzlich. Denn das Tässchen Kaffee verhilft zwar kurzfristig zu einem Energiekick, indem der Cortisolspiegel angehoben wird, aber zugleich kann ein zu hoher Cortisolspiegel wiederum die Progesteronrezeptoren blockieren. Progesteron kann dann nicht mehr überall andocken und ins Zellinnere gelangen, um seine Aufgaben zu erfüllen.
- Alkohol – nur in Maßen! Alkoholgenuss stoppt die Fettverbrennung und lässt das Hüftgold wachsen. Zudem wirkt er sich ungünstig auf den Blutzuckerspiegel aus. Im Bauchfett können ungünstige Hormone produziert werden, Entzündungen können entstehen. Das Brustkrebsrisiko ist bei regelmäßigem Alkoholgenuss erhöht. Die negativen Folgen von Alkohol treffen Frauen stärker: Der weibliche Organismus verarbeitet Alkohol langsamer. Hormonausgleichende Stoffe wie Magnesium oder B-Vitamine werden vom Alkohol aufgezehrt.

# Extra: Frühe Wechseljahre

Die meisten Frauen erleben im Durchschnitt mit 50 bis 51 Jahren den Beginn der Menopause, den Zeitpunkt nach der letzten Monatsblutung. Durch die stetig nachlassende Hormonproduktion können sich erste Beschwerden bereits fünf Jahre vor der Menopause zeigen und bis zu fünf Jahre danach anhalten. So war das jedenfalls bisher. Doch heutzutage berichten Frauenärzte davon, dass sie vermehrt Patientinnen betreuen, bei denen die Menopause verfrüht eintritt oder die Wechseljahresbeschwerden wie Hitzewallungen, kognitive Störungen oder Depression sehr stark ausgeprägt auftreten. Eine von 100 Frauen war in der Vergangenheit davon betroffen. Doch plötzlich ändert sich die Situation: Forscher der Universität von Queensland berichteten 2017[7] von einer Beobachtungsstudie mit über 50 000 postmenopausalen Frauen aus Großbritannien, Skandinavien, Australien und Japan. In diesen Ländern kam eine von zehn Frauen vorzeitig in die Wechseljahre.

Von vorzeitigen Wechseljahren spricht man, wenn die Funktion der Eierstöcke bereits vor dem 40. Lebensjahr erlischt. Die Diagnose »vorzeitige Wechseljahre« (Climacterium praecox) trifft jüngere Frauen mit Kinderwunsch oft wie ein Hammerschlag. Diese Frauen leiden nicht nur unter unerträglichen Symptomen wie Hitzewallungen und Co., sondern treten zugleich in eine unfruchtbare Phase und können sich möglicherweise keinen Kinderwunsch mehr erfüllen. Auch ein Labortest attestiert es dann schwarz auf weiß: Die vorzeitigen Wechseljahre gehen einher mit erhöhten Werten von FSH (follikelstimulierendes Hormon) und erniedrigten Östradiol- und Progesteronwerten. In den USA ist diese Tendenz auch zu beobachten. Es gibt Frauen, die bereits im Alter von 25 Jahren in die Wechseljahre kommen! Doch welche Ursachen gibt es, dass Wechseljahre früher als je zuvor eintreten und/oder mit heftigen Beschwerden einhergehen? Neben allgemeinen Faktoren der Lebensführung, die einen früheren Eintritt der Wechseljahre begünstigen können, zählen Rauchen, Alkohol, Fehlernährung, Übergewicht insbesondere mit hohem Anteil an Bauchfett, Untergewicht, Kinderlosigkeit, bestehende Erkrankungen der Eierstöcke, immunologische Veränderungen, Autoimmunerkrankungen oder Strahlen- und Chemotherapie. Doch trotz ausführlicher Untersuchungen berichten Ärzte davon, dass in rund 70 Prozent aller Fälle keine der oben genannten Ursachen für den verfrühten Eintritt der Wechseljahre auszumachen sind.

Wie bereits im vorangegangenen Kapitel über die Hormonfeinde ausgeführt, sind es auch hier wieder die »endokrinen Disruptoren« (ED), die im Fokus der Wissenschaft stehen. Ob als Pestizide in unserer Nahrung, im Duschgel, in der Plastiktrinkflasche, mit Teflon beschichteten Pfannen, im Sonnenschutzfilter oder als Flammschutz in unserer Wohnzimmercouch, dem Auto und im PC – es gibt eine unübersichtliche Menge an hormonwirksamen Umweltgiften (Xenoöstrogene), die das Hormonsystem stark irritieren können.

### Frühe Pubertät

Das verfrühte Einsetzen der Pubertätsentwicklung steht vermutlich mit den Xenoöstrogenen in Zusammenhang. Die Pubertät beginnt heutzutage mit dem Einsetzen der Monatsblutung immer früher: Im Jahr 1860 lag das Durchschnittsalter bei Mädchen noch bei 13 Jahren, 1960 bei 11 und heute bei 9 bis 10 Jahren. In einer Hormonklinik in Montpellier (Frankreich) wird der leitende Arzt Charles Sultan mit immer jüngeren Patientinnen konfrontiert; die Jüngsten mit zu früh einsetzender Menarche sind nur siebeneinhalb Jahre alt! So geht heutzutage auch ein Stück Kindheit immer früher verloren.

Teil II

# Typische Wechseljahresbeschwerden

# Alles aus dem Takt ...

Hormonspiegel auf Talfahrt und schwankende Verhältnisse zwischen Östrogen und Progesteron können die Meno-Balance aus dem Takt bringen und die verschiedenartigsten Beschwerden zur Folge haben ... körperliche, seelische und geistige.

Die nachfolgende Auflistung der Beschwerden soll Sie aber nicht einschüchtern, sondern ganz im Gegenteil: Sie will informieren, einen Überblick über mögliche Veränderungen während der Wechseljahre sowie Hilfe und Rat für Linderung aufzeigen.

Gut informiert zu sein bedeutet nämlich, dass Sie mit all dem, was Ihnen eventuell auf Ihrem individuellen Weg durch die Wechseljahre begegnen mag, besser umgehen können. Und Sie sind vor möglichen Überraschungen gefeit. Zu den häufigsten Beschwerden zählen Hitzewallungen und Schweißausbrüche, Nervosität und Reizbarkeit, Konzentrationsstörungen und Vergesslichkeit, Stimmungsschwankungen, Gewichtszunahme sowie Schlafstörungen. Sollte bei Ihnen die ein oder andere Beschwerde oder Befindlichkeit auftauchen – in diesem Buch erfahren Sie viel Unterstützung und Hilfestellung, denn auch bei den Wechseljahren gilt: Gegen jedes Leid ist ein Kraut gewachsen! Man muss es eben nur finden und in der richtigen Dosierung anwenden.

## *Resilienz – das Immunsystem unserer Seele*

Die innere Einstellung entscheidet sehr viel darüber, wie Sie durch die Phase des Wechsels kommen. Ein ganz großes Augenmerk sollten Sie dabei auf die Selbstfürsorge legen. Denn sie kann die psychische Widerstandskraft ungemein stärken. Man spricht im Fachjargon von »Resilienz«. Gemeint ist damit die Stärkung der psychischen Widerstandskraft, mit deren Hilfe es sich leichter durch schwierige Situationen oder Krisen navigieren lässt. Viele Frauen fühlen sich im Wechsel als Opfer der Umstände, sind gehetzt und gestresst und fast wie fremdgesteuert. Man funktioniert nur noch und hat das Gefühl, dass Freude und Lebendigkeit Relikte aus einem früheren Leben sind. Hier kann uns die Selbstfürsorge wieder erden und unsere natürliche innere Stärke wiederherstellen. Selbstfürsorge braucht Zeit. Und die sollten Sie sich jetzt nehmen. Zeit für sich selbst ... zum Innehalten. Zeit, um mal wieder entspannt auf der Couch ein gutes Buch zu lesen. Zeit, um Ihre Lieblingssongs anzuhören oder ein Bild zu malen. Oder Zeit für ein ausgiebiges Wellnesswochenende mit Ihren Freundinnen. Auch regelmäßiges Yoga kann unsere inneren Ressourcen ungemein stärken. Und zu Recht spricht man daher davon, dass Resilienz das Immunsystem unserer Seele ist.

## Blasen- und Harnwegsprobleme

Diese Probleme treten in den Wechseljahren besonders oft auf, denn ein Hormonmangel kann Blaseninfektionen und Blasenschwäche begünstigen. Jedoch sind die Ursachen für eine Blasenschwäche, die in der Lebensmitte auftritt, nicht ausschließlich hormonell bedingt. Ein sinkenden Östrogenspiegel wirkt sich zwar negativ auf die Beckenbodenmuskulatur aus, sie kann an Kraft verlieren. Doch auch andere Faktoren spielen eine Rolle, wie etwa eine Gewichtszunahme. Wenn Sie abnehmen, verringert sich auch der Druck auf Harnröhre, Blase und Muskulatur.

Bei der Belastungsinkontinenz (auch Stressinkontinenz genannt) sind Beckenbodenmuskulatur, Bindegewebe und vor allem der gesamte Schließmechanismus der Blase schlaff geworden. In Belastungssituationen mit erhöhtem Bauchdruck, z. B. beim Lachen, Niesen, Husten oder auch beim Tragen von Lasten oder bei schnellem Laufen, kommt es zum Harnverlust, ohne dass dabei

Harndrang aufgetreten ist. Durch nachlassende Gewebefestigkeit kann sich auch die Gebärmutter gesenkt haben und Druck auf die Blase ausüben. Übrigens: Wenn Sie harntreibende Getränke bevorzugen wie Kaffee, koffeinhaltige Softdrinks oder Alkohol, dann füllt sich die Blase schneller.

In dem Abschnitt über Gelenkschmerzen (→ Seite 88 ff.) erfahren Sie, wie wichtig das Kollagen grundsätzlich für jede Art von Bindegewebe ist. Auch für den Blasenschließmechanismus, die Beckenbodenmuskulatur und das Bindegewebe wird ausreichend Kollagen benötigt.

Um die innen liegende Muskulatur des Beckens zu stärken, hilft sehr effektiv die Beckenbodengymnastik, sie wird von vielen Volkshochschulen und auch in Fitnesscentern angeboten. Als Pionierin in der Erforschung des Beckenbodens gilt die Journalistin Benita Cantieni. Sie erkannte, dass grundsätzlich die unbeschwerte Bewegungsfähigkeit von der Integration der Beckenboden-, Becken- und Hüftmuskulatur in alle Bewegungsabläufe abhängt. Aus dieser Erkenntnis heraus entwickelte sie die Cantienica-Methode. Meine Empfehlung: einfach mal googeln. Es gibt viele Kurse mit ihrer Methode, Bücher und DVDs.

Wer die gute Entscheidung getroffen hat, die Muskulatur des Beckenbodens zu trainieren, sollte die erlernten Übungen dann täglich für rund 15 Minuten durchführen. Bewährt hat sich eine Abfolge von Anspannung und Entspannung.

Übrigens: Mit Gymnastikübungen die Muskulatur des Beckenbodens zu trainieren ist nicht nur erforderlich, wenn sich in der Menopause eine Blasenschwäche eingestellt hat. Ein kräftiger Beckenboden steht auch im Ruf, das Lustempfinden bei der Sexualität für beide Partner zu steigern.

### Kleine Übungen für zwischendurch

Diese Übung im Stehen kann ganz leicht immer wieder mal zwischendurch gemacht werden, beispielsweise im Zug oder an der Bushaltestelle. Dabei kneift man die Schließmuskeln zusammen, als ginge es darum, den Harnstrahl anzuhalten. Sobald man die richtigen Muskeln zusammenzieht, spürt man innen am Becken eine leichte Hebung der Muskeln. Diese Übung macht man jeweils sechs bis acht Sekunden lang und bis zu 8-mal hintereinander.

Folgenden Tipp nur anwenden, wenn Sie nicht unter Blaseninfektionen leiden, sonst kann es zu einer Vermehrung der Bakterien kommen: Wenn Sie zu Hause sind, trainieren Sie Ihre Blase gezielt, um mehr Urin zu halten. Zögern Sie den Gang zur Toilette bewusst etwas heraus und visualisieren Sie, wie die Blasenmuskulatur dem Druck gut standhält.

## Häufig in den Wechseljahren: die Blaseninfektion

Die veränderte Zusammensetzung der Schleimhäute kann in den Wechseljahren Blasenentzündungen begünstigen. Zudem treten sie häufiger auf, weil sich Frauen unterkühlen, wenn sie sich beispielsweise im Winter bei einer Hitzewallung der Kälte aussetzen. Bei Verdacht auf eine Blaseninfektion sollten Sie in jedem Fall einen Test machen. Liegt eine Blasenentzündung vor, sollte sie behandelt werden, da Keime die Harnleiter hoch zu den Nieren aufsteigen könnten. Neben Antibiotika gibt es auch viele sogenannte »grüne Antibiotika«, beispielsweise aus Beerentraubenblättern, die hier gezielt helfen. Auch das Trinken von Cranberry-Saft hilft, denn es reduziert die Einnistung von Bakterien in der Blase – übrigens auch vorbeugend. Wenn Sie unter wiederkehrenden Blaseninfektionen leiden, sollte Cranberrysaft häufiger getrunken werden. Denn durch die Inhaltsstoffe der Cranberry wird die Blasenwand so ausgekleidet, dass sich Bakterien gar nicht mehr dort anheften können.

## Brustspannen und -schmerzen

Auch Brustschmerzen oder Brustspannen in einer Brust oder beiden sind bezeichnend für Hormonschwankungen (oder auch von der Größe der Brust abhängig). Bei vielen Frauen traten diese Symptome auch schon während der Menstruation auf. Und ja, natürlich bekommen viele Frauen Angst, wenn Brustschmerzen auftreten, ihnen sei aber gesagt, dass Brustkrebs im Anfangsstadium keinerlei Schmerzen bereitet. Sprechen Sie bei Bedenken aber in jedem Fall mit einem Arzt Ihres Vertrauens. Abhilfe bei Brustschmerzen können das Tragen eines stützenden BHs bringen – auch nachts –, das Auflegen von Kühlpacks und natürlich alle anderen gesunden Ernährungs- und Lebensgewohnheiten, wie sie in diesem Buch zur Harmonisierung der Meno-Balance beschrieben sind.

## Depressive Verstimmungen – Glückshormone, wo seid ihr?

Stimmungsschwankungen bis hin zu einer manifesten Depression: Frauen erkranken doppelt so häufig daran wie Männer, was auf den biologischen Unterschied in Sachen Hormone zurückgeführt wird.

Frauen sind ihr Leben lang ständigen Hormonschwankungen ausgesetzt – Menstruation, Schwangerschaften, Geburten und dann auch noch die Wechseljahre. So wie die Hormone ein Feuerwerk an Glücksgefühlen und Lust auszulösen vermögen, genauso können Sie uns tatsächlich auch den Boden unter den Füßen wegreißen und uns haltlos in die Tiefe stürzen lassen ...

Als wichtige Botenstoffe stehen die Hormone nicht nur mit körperlichen Funktionen in Verbindung, sondern sie beeinflussen auch unsere Gefühlswelt und damit unsere tägliche seelische Befindlichkeit.

Stimmungsschwankungen, Niedergeschlagenheit, Schlaflosigkeit, verminderte Lebenslust, das Gefühl von Leere und Orientierungslosigkeit – all dies zählt zu den typischen Beschwerden, mit denen sich viele Frauen in den Wechseljahren auseinandersetzen und die zu einer großen Belastung führen. Insbesondere in der Postmenopause, der letzten Wechseljahresphase, steigt die Häufigkeit, depressive Symptome zu entwickeln. Östrogen wirkt quasi wie ein Stimmungsmodulator. Ist es nicht mehr in den ausreichenden Mengen vorhanden, kann dies eine Ursache dafür sein, depressive Verstimmungen zu entwickeln.

Depression entsteht jedoch meist nicht aus einem einzelnen Grund allein, sondern mehrere Einflüsse gemeinsam können die Erkrankung entstehen lassen. Auch die Genetik, Konflikte und Schicksalsschläge und chronischer Stress zählen zu Entstehungsfaktoren. Als Co-Faktoren kommen dann häufig noch Hitzewallungen, Schlafstörungen und Angstzustände hinzu.

Im Gehirn ist das limbische System für unser emotionales Befinden zuständig. Dort gibt es Rezeptoren, an denen die Endorphine – die Glückshormone – andocken können. Das führt zu guter Stimmung und schönen Gefühlen. Doch aufgrund eines Hormonmangels oder unausgewogenen Verhältnisses der Hormone untereinander werden weniger körpereigene Glückshormone gebildet. Dann können sich Wolken auf das seelische Wohlbefinden legen.

Auch heutzutage noch gehen manche Experten tatsächlich davon aus, dass es keinen Zusammenhang zwischen Hormonen und Gefühlen gibt. In einem Artikel über Wechseljahre sieht die Apothekenrundschau[8] keinerlei Zusammenhang und hält es sogar für einen »Irrglauben«, dass an allem die Hormone schuld seien: »Der

Wechsel kann lediglich Stimmungsschwankungen, die etwa durch eine ohnehin schwierige Lebenssituation entstehen, verstärken.« Dies untermauert auch die sich hartnäckig haltende sogenannte »Empty-Nest-Syndrom«-These, die besagt, dass eine Depression in Zeiten des Wechsels lediglich dadurch ausgelöst worden sei, weil die Kinder aus dem Haus sind. Mit anderen Worten: Immer noch möchte man uns Frauen weismachen, dass es Wechseljahresbeschwerden eigentlich gar nicht gibt! Ein Mix aus Einbildungen und schwierigen Lebensumständen soll sie auslösen ...

Wie gut, dass moderne Mediziner immer mehr und mehr den Zusammenhang zwischen dem Netzwerk aus Hormonen, dem Nervensystem und unserer Gefühlswelt erforschen.

## Gewichtsprobleme – Birne oder Apfel?

Die hormonelle Umstellung in den Wechseljahren wirkt sich bei vielen Frauen ungünstig aufs Gewicht aus. Aber auch schon in der Zeit davor kommen die negativen Folgen eines abnehmenden Energiebedarfes (Grundumsatzes) auf der Waage sichtbar zum Tragen: Der Grundumsatz ist diejenige Energie, die der Körper im Ruhezustand zur Aufrechterhaltung seiner Funktionen verbraucht. Er findet hauptsächlich in den Muskeln statt. Da ab dem 30. Lebensjahr die Muskelmasse ständig abnimmt, nimmt auch der Grundumsatz ab – der Körper verbraucht also weniger Energie. Das führt dazu, dass viele Frauen trotz gleichbleibenden Essverhaltens ganz automatisch zunehmen. Diese Gewichtszunahme kann zunächst unbemerkt bleiben, da sich Abnahme der Muskelmasse und Zunahme der Fettmasse die Waage halten. Doch irgendwann übersteigt die zunehmende Fettmasse die abnehmende Muskelmasse, und die Gewichtszunahme macht sich bemerkbar.

Und dieser Zeitpunkt fällt oft mit dem Eintreten der Wechseljahre zusammen. Zudem kann sich die Fettverteilung verändern, denn Östrogen beeinflusst auch diesen Vorgang. Kommt es in den Wechseljahren auffällig zu Bauchfett und dem ungeliebten Schwimmring sowie zu einer Vergrößerung des Busens, dann steht als Auslöser ein Mangel an männlichen Geschlechtshormonen ursächlich im Verdacht. Wenn Sie also wie gewohnt Sport treiben und sich gesund ernähren und quasi »grundlos« zum Schwimmring neigen, sollten Sie die Hormonsituation diagnostisch abklären lassen.

Generell unterscheidet man zwischen der typisch männlichen Fettverteilung mit Fettpolstern vorwiegend im Bauchbereich (dem sogenannten »Apfeltyp«) und der typisch weiblichen Form mit Polstern vorwiegend an Hüften und Po (dem sogenannten »Birnentyp«). Daneben gibt es natürlich auch Mischformen – so wie mich (lach!).

Der relative Überschuss an männlichen Hormonen kann nun dazu führen, dass Frauen ein zunehmend männliches Fettverteilungsmuster aufweisen. Das kann ein optisches Problem darstellen. Viel schwerwiegender ist jedoch der gesundheitliche Nachteil. Besonders das Bauchfett ist gefürchtet. Nicht nur weil wir dafür keinen Schönheitspreis erhalten, sondern weil das Bauchfett auch Entzündungen im Körper begünstigt.

## Achtung Bauchfett!

Der Birnentyp hat es jetzt besser mit seinem Hüftgold. Der Apfeltyp ist mehr vom gefährlichen Bauchfett betroffen. Dieses sogenannte Viszeralfett im Bauchbereich produziert mehr als zwanzig verschiedene Fettgewebshormone, Entzündungsfaktoren und andere Stoffe, die ins Blut abgegeben werden. Darunter auch die Appetitmacherhormone Leptin und Adipinoketin, das im Verdacht steht, die Insulin-Rezeptoren unempfindlicher zu machen. Daher wird Bauchfett in Zusammenhang gebracht mit dem gehäuften Auftreten von Diabetes, Bluthochdruck und Fettstoffwechselstörungen und einem erhöhten Risiko für Herz-Kreislauf-Erkrankungen und Fettleber. Bauchfett gilt auch als Hauptauslöser für die nicht alkoholische Fettleber und die damit in Zusammenhang stehenden erhöhten Blutfettwerte, Bluthochdruck und Diabetes Typ II.

Jüngst wurden im Bauchfett sogar Bakterien entdeckt. Wissenschaftler vermuten, dass sie Ursache für die Entzündungsreaktionen sein könnten.

### Tipp: Bauchumfang feststellen!

Messen Sie Ihren Bauchumfang frühmorgens mit nüchternem Magen. Dazu ein Maßband knapp oberhalb des Bauchnabels waagerecht rund um die Taille legen. Der Taillenumfang sollte bei Männern nicht über 94 Zentimeter und bei Frauen nicht über 80 Zentimeter liegen. Das offensichtliche Bauchfett ist aber nur ein möglicher Indikator für einen Entzündungsprozess im Fettgewebe. Denn bei einer Fehlernährung mit zu viel Zucker und Kohlenhydraten entsteht Fettgewebe zunächst im Inneren der Bauchhöhle. Dieses Fettgewebe kann vier bis fünf Kilos ausmachen, ohne dass man es überhaupt von außen erkennt.

## Was tun bei Übergewicht?

Viele Wege führen nach Rom. Es gibt viele gute Diäten, damit die Kilos purzeln. Aber auch viele schlechte, die einseitig sind und eher schaden. Wenn Sie sich für eine Diät entscheiden, sollten Sie vor allem die »Low-carb«-Formel integriert haben, wie etwa das Stoffwechselprogramm »Metabolic Balance«. Das bedeutet: »Gute« Kohlenhydrate in Kombination mit Eiweiß essen. Ein veganes Beispiel:

Kichererbsen (Eiweiß) mit Mangoldgemüse (gute Kohlenhydrate). Eine Portion Eiweiß in Kombination mit guten Kohlenhydraten (low carbs), das zündet das Stoffwechselfeuer an. Ein träger Stoffwechsel kommt schnell wieder auf Touren, Körperfett kann jetzt abgebaut werden.

## *Was versteht man eigentlich unter »guten« Kohlenhydraten?*

Damit gemeint sind Kohlenhydrate, auch »low carbs« genannt, zu denen Gemüse und Salat zählen. Diese »guten« Kohlenhydrate werden sehr langsam verstoffwechselt, da der Weg über die Darmpassage geht. Das lässt den Blutzucker nicht so schnell in die Höhe schießen. Die »schlechten« Kohlenhydrate (Zucker und Weizenprodukte) gehen sofort direkt ins Blut und lassen den Blutzuckerspiegel rasant ansteigen.

## *Darmbakterien und Hormone*

Spätestens seit »Darm mit Charme« wissen wir, dass unser Bauchhirn tatsächlich im Darm sitzt und dass die Darmbakterien eine entscheidende Rolle fürs Immunsystem spielen. Und wie könnte es auch anders sein – natürlich sind sie auch mit unserem Hormonsystem vernetzt. So werden im Darm beispielsweise rund 95 Prozent des Glückshormons Serotonin produziert (nur 5 Prozent im Gehirn). Wichtig für die Gesundheit ist ein ausgewogenes Verhältnis zwischen den »guten« und den »schlechten« Darmbakterien. Bei einer Fehlernährung können verschiedenste Substanzen den Darm irritieren. Die Darmschleimhaut – deren Funktionieren genauso wie die Scheidenschleimhaut von den Geschlechtshormonen beeinflusst wird, kann »löchrig« werden (Leaky-Gut-Syndrom). Ist die Darmschleimhautbarriere nicht mehr intakt, gelangen Stoffe in den Körper, die eigentlich ausgeschieden werden sollten. Mögliche Folgen

**sind eine erhöhte Allergiebereitschaft, Übergewicht, Darmentzündungen und Durchfall. Wie auch in der Scheidenflora sind Östrogen, Progesteron und Testosteron für das Funktionieren der Schleimhaut im Darm zuständig. Wenn diese Hormone schwanken oder sinken, nimmt dies indirekt Einfluss auch auf die Beschaffenheit der Darmschleimhaut.**

## Haarausfall und Damenbart – nein danke!

Mit Beginn der Wechseljahre stellen viele Frauen auch äußerliche Veränderungen fest: Die Haut neigt eher zu Trockenheit, wird dünner und kann nicht mehr so viel Feuchtigkeit speichern, die Hautelastizität nimmt ab – es entstehen vermehrt Fältchen.

Und auch beim Haarwachstum kann es zu Turbulenzen kommen, dort, wo wir sie haben möchten, werden sie dünner, und an anderen Stellen wachsen sie … Für viele Frauen kann es ein wahrer Schock sein, wenn sie plötzlich mehr Haare in der Bürste finden als gewohnt … Das Ausdünnen der Haare und die Entstehung von sogenannten Geheimratsecken stehen in den Wechseljahren mit den Hormonveränderungen in Zusammenhang. Einerseits liegt häufig ein Überschuss an männlichen Hormonen vor, während gleichzeitig zu wenig Östrogen vorhanden ist – obwohl eine Östrogendominanz besteht. Das klingt kompliziert! Daher gibt hier ein Labortest am besten Auskunft über Ihre aktuelle Hormonsituation.

Im Gegensatz zum Haarausfall bei Männern werden die Haare bei Frauen eher gleichmäßig dünner – und nicht an einer Stelle. Wie bei allen anderen Symptomen und Beschwerden gilt auch hier: Mit einer ausgewogenen Meno-Balance werden diese unliebsamen Erscheinungen, die unserem Selbstwert meist gar nicht guttun, sicher wieder verschwinden! Und bis dahin hilft oft ein Umstylen mit einer neuen Frisur, etwa einem Stufenschnitt, der neues Volumen zaubert.

Es kann aber auch andersherum kommen ... Jede Frau produziert neben den weiblichen auch männliche Sexualhormone, die Androgene. Geht nun die Produktion der weiblichen Hormone zurück, kann ein Ungleichgewicht entstehen: Es sind jetzt mehr männliche Hormone vorhanden als weibliche. Daher ist unliebsamer Haarwuchs an typisch männlichen Körperstellen wie zum Beispiel im Gesicht (Damenbart) oder an den Beinen möglich. Auch hier bewahrheitet sich wieder: Auf die richtige Meno-Balance kommt's an!

## Herzrasen und Beklemmungsgefühle

Brustbeklemmungen und Herzrasen oder -stolpern, diese Symptome treten häufig in den Wechseljahren auf. Allein oder zusammen mit Hitzewallungen. Durch die Hormonturbulenzen ist das vegetative Nervensystem leichter erregbar. Gerade bei auftretenden Hitzewallungen beschleunigen sich Pulsfrequenz und Herzschlag. Handelt es sich um eine kurze Zeit des Herzklopfens, dann sind solche Symptome in der Regel nicht gefährlich und nach ein paar Minuten so plötzlich vorüber, wie sie gekommen sind, und sie sind kein Anzeichen für eine ernste Herzerkrankung. Manchmal kann dabei auch noch Schwindel auftreten, er wird auf den sinkenden Östrogenlevel zurückgeführt.

Ängstlichere Frauen sind für Brustbeklemmungen und Co. anfälliger. Auch ist es von Frau zu Frau unterschiedlich, wie die Intensität solcher Symptome empfunden wird. Unangenehm sind sie aber allemal. Besonders wenn sie mehrmals nachts auftreten, denn dann rauben sie uns auch noch den so herbeigesehnten Schlaf. Alkohol, Tabak, Koffein, Stress und Übergewicht können Herzrasen, Engegefühle in der Brust und Schwindel zusätzlich triggern.

# Hitzewallungen – die Beschwerde Nr. 1

Zu den Symptomen, die Frauen am stärksten im körperlichen Wohlbefinden beeinflussen, zählen sicherlich Hitzewallungen und die damit einhergehenden Schweißausbrüche. Viele Frauen sind davon mehr oder weniger stark betroffen und empfinden die plötzlich auftretende Hitze als äußerst unangenehm: Häufig beginnt es mit einem Kribbeln im Brustbereich, dann steigt die Wallung wellenförmig nach oben in den Kopfbereich. Zugleich nimmt die Hauttemperatur zu, und Herz- und Pulsschlag sind beschleunigt: Jetzt kommt es zum Schweißausbruch.

So plötzlich, wie die Hitzewallung kam, so abrupt ist sie nach ein paar Minuten wieder vorüber. Doch dann kommt die Verdunstungskälte: Schweiß wird vom Körper ausgesondert, damit er wieder runtergekühlt wird. Das klappt auch gut, denn nach der Hitze kommt der Frost. In der Nacht sieht das so aus: zudecken, abdecken, zudecken, abdecken ... Entspannter Schlaf kann sich dabei nicht einstellen.

Ich kenne die Verzweiflung derjenigen Frauen gut, die über Jahre hinweg Tag und Nacht sehr starke und häufig auftretende Hitzewallungen mit Schweißausbrüchen haben. Totalzusammenbruch, Burn-out und Arbeitsunfähigkeit sind hier tatsächlich die möglichen Folgen, wenn keine Linderung erfahren wird.

Wenn Ihnen naturheilkundliche Anwendungen und mehr Resilienz nicht weiterhelfen, zögern Sie bei länger bestehenden starken Beschwerden nicht und holen Sie sich professionelle Hilfe bei einem Frauenarzt, der auf dem neuesten Stand in Sachen naturidentische Hormontherapie ist. Lassen Sie in jedem Fall Ihre Hormonspiegel messen. Die Laborparameter geben Auskunft darüber, ob tatsächlich ein manifester Hormonmangel besteht. Aber auch ein ausgeglichenes Verhältnis von Östrogen und Progesteron ist bei Hitzewallungen wichtig für die Linderung der Beschwerden.

## Wie kommt es eigentlich zu den Hitzewallungen?

Frau Prof. Dr. med. Ingrid Gerhard sieht die Ursache für Hitzewallungen bei Frauen im Klimakterium in einer Überaktivität des hypothalamischen GnRH-Pulsgenerators. Als GnRH-Pulsgenerator wird ein ganzes Netzwerk bezeichnet, das Gonadotropin-Releasing-Hormone (GnRH) im Hypothalamus produziert. Wenn die Rückkopplung durch Eierstockhormone unzureichend ist, kommt es zur Überaktivität. Die hypothalamischen Neurone regulieren u. a. auch Herzaktivität und Körpertemperatur. Deshalb beschleunigt sich bei Hitzewallungen auch der Herzschlag. »Nicht die absolute Menge von Östrogen und Progesteron kann für Wechseljahresbeschwerden verantwortlich gemacht werden, es kommt eher auf das Zusammenspiel von Östrogen und Progesteron an. Ebenfalls können Stress, Emotionen, ja der gesamte Lebensstil negativen – oder auch positiven – Einfluss auf den GnRH-Pulsgenerator nehmen«, erklärt die Medizinerin.

## So kommen Sie mit Hitzewallungen besser zurecht

Für manche Frauen stellen Hitzewallungen kein allzu großes Problem dar. Sie kommen gut zurecht mit Tipps, die helfen, besser mit den Wallungen leben zu können. Weil Hitzewallungen aber vielen Frauen auch enorme Probleme bereiten können, habe ich zu diesem Thema ein eigenes Taschenbuch verfasst, indem die sehr stark davon betroffenen Frauen Tipps und Hilfe erfahren: »Erste Hilfe bei Hitzewallungen & Co.«, erschienen im Mankau Verlag. Für alle

Frauen mit Hitzewallungen gibt es viele essenzielle Ratschläge, die Unterstützung bringen:

- Zwiebellook – ein Muss
  Es gibt kaum etwas Unerträglicheres, als im eigenen Saft zu schmoren. Kleiden Sie sich immer im Zwiebellook, besonders im Winter. Bei einer Hitzewallung können Sie sich dann aus Jacken und Pullis befreien und schneller abkühlen.
- Wie Frau sich bettet, so liegt sie ...
  Wer sich die ganze Nacht schweißgebadet hin und her wirft und kein Auge zubekommt, kann dieses Leid lindern, indem man auf kühlende Bettwaren setzt. Dünne Leintücher aus satinierter Makrobaumwolle wirken Wunder. Als Decke reicht oft schon ein Baumwollbettbezug. Eine wärmere atmungsaktive leichte Zudecke, z. B. aus Wildseide, für den Bedarf zurechtlegen.
- Cool water!
  Eine Schüssel mit kaltem Eiswasser und einem Waschlappen wirkt Wunder bei starken nächtlichen Hitzewallungen. Bei Bedarf mit dem kühlen Nass abwaschen und nicht abtrocknen, das kühlt schnell runter. Bewährt haben sich auch kalte Waschungen mit einem abgekühlten Sud aus Salbeitee.
- Nicht ohne Wind ...
  Im Sommer ist ein Ventilator der Retter in der Not. Ideal: Kaufen Sie sich im Baumarkt eine Fernbedienung für Elektrogeräte. Damit steuern Sie den Ventilator bei Bedarf direkt von Ihrem Nachtkästchen aus.
- Altbewährt und neu entdeckt: Körperpuder
  Körperpuder mit Talkum wirkt wasserabweisend, austrocknend und hilft bei nässenden Hauterkrankungen. Talkumpuder wird in der Kosmetik in vielen Produkten eingesetzt. Es ist ein reines Naturprodukt aus einer Gesteinsart, die aus Magnesiumsalzen der Kieselsäure besteht. Man kann noch

vor Anwendung eines Deodorants die Achselhöhlen mithilfe einer Quaste mit Körperpuder bestäuben. Ideal geeignet ist es auch im Bereich unterhalb des Busens, wo man oft sehr stark schwitzt. Durch die gestaute Feuchtigkeit und Reibung kommt es dort häufig zu Rötungen und Entzündungen durch das Tragen eines BHs. Talkum kann als Offenware in der Apotheke gekauft werden oder als fertiger Körperpuder. Er ist äußerst preisgünstig und kann natürlich am ganzen Körper angewendet werden, in Italien hat das heute noch Tradition. Eine kostspieligere Alternative bietet das Seidenpulver, es wartet aber mit naturheilkundlich wertvollen Inhaltsstoffen auf: Reisstärke, Seidenpulver, Kieselsäure, ätherische Öle, Auszüge aus Enzian, Eiche und Salbei, Kieselerde.

## Hitzewallungen contra Brustkrebsrisiko

Je stärker die Hitzewallungen, desto geringer das Brustkrebsrisiko. Das fand man bei einer aktuellen Studie des *Fred Hutchinson Krebsforschungszentrums* in Seattle, Washington, heraus. Je häufiger und intensiver die Hitzewallungen waren, umso tiefer sank das Risiko für Brustkrebs (um fast 50 Prozent). Sollte dieses Ergebnis in weiteren Studien belegt werden, könnten die Hitzewallungen auch als vorbeugendes Selbsthilfeprogramm unseres Körpers und nicht als willkürliches Ausrasten des Temperaturzentrums im Gehirn gedeutet werden. Durch diese Erkenntnis könnten wir wieder mehr Vertrauen in die Weisheit unseres Körpers gewinnen: Nichts passiert durch Zufall oder ohne Sinn. Natürlich wirft diese Studie auch ganz neue Fragen für uns Frauen in den Wechseljahren auf: Müssen wir die Hitzewallungen nun doch bis aufs Äußerste durcherleben und erleiden, oder dürfen wir Maßnahmen zu deren Linderung ergreifen? Diese Frage kann letztendlich nur jede Frau für sich selbst entscheiden.

# Exkurs: Theorien aus der östlichen Medizin

## Das sagt die TCM

In der TCM, der Traditionellen Chinesischen Medizin, werden die Wechseljahre als »zweiter Frühling« bezeichnet. Mit der Monatsblutung hatte die Frau die Möglichkeit, etwas von ihrer Hitze abzugeben. Nach dem Ausbleiben der Menstruation verbleibt jetzt zu viel Hitze im Körper, weil der Organismus nicht mehr für einen ausreichenden Blutvorrat sorgen muss. Die Hitze ist also mit einem Energieüberschuss gleichzusetzen, in der TCM spricht man von zu viel Yang-Energie. Diesen Überschuss sollte die Frau nutzen, denn es ist die Energie für ihren zweiten Frühling – für sich selbst und ihre innere Stärke. Durch diesen Energieüberhang kommt es zu einem Ungleichgewicht zwischen Yin und Yang – und erinnert analog natürlich an die Östrogendominanz, das Ungleichgewicht zwischen dem weniger werdenden Progesteron und dem Überhang an Östrogen. Auch die Yin-Energie nimmt laut TCM mit dem 49. Lebensjahr ab – in Übereinstimmung mit dem 7-Jahres-Zyklus der Frau. Yin wird den Nieren zugeordnet, sie sind die Organe, die in der TCM fürs Älterwerden stehen.

TCM-Ärzte sind bestrebt, durch geeignete Möglichkeiten wie Kräutermedizin, Akupunktur und TCM-Ernährungstipps einen harmonischen Ausgleich zwischen Yin und Yang herzustellen, um den Energiefluss zu aktivieren, damit es nicht zu Stauungen der Säfte kommt. Übungen aus dem Tai Chi und Qi Gong tun jetzt gut. Wichtig ist beispielsweise auch, die Yin-Kräfte durch mineralstoffreiche Ernährung zu stärken. Stark erhitzend wirkende Getränke wie Ingwertee oder Chai sowie scharf gewürztes Essen sollte man meiden. Besser zu kühlenden Lebensmitteln greifen – deren Wassergehalt sehr hoch ist – wie Apfel- oder Birnenkompott, Wassermelone, Gurke, Tomate. Das kühlt und baut gute Körpersäfte auf. Schleimbildende Nahrungsmittel (Milchprodukte) sollten gemieden werden und natürlich auch emotionaler Stress. Denn auch der vermindert die Yin-Energien. Ein ausführliches Anamnesegespräch und die Diagnosestellung eines TCM-Arztes mit Puls- und Zungendiagnostik sind wichtig, um die Therapieoptionen individuell auf die energetischen Gegebenheiten der Frau abzustimmen.

### Das sagt der Ayurveda

Die fünf Elemente, Feuer, Wasser, Erde, Luft und Raum, verbinden den Menschen mit der Natur und werden in den drei grundlegenden Lebensenergien, den Doshas, ausgedrückt: Vata, Pitta und Kapha.

Beschwerden zeigen immer ein gestörtes Verhältnis der Doshas auf. Je nachdem welcher Typ oder Mischtyp man ist und welche Beschwerden auftreten, werden im Ayurveda individuelle Behandlungsmethoden aus Anwendungen, Kräutermedizin und Ernährung zusammengestellt. So trägt das Trinken von warm-heißem Wasser zur Entgiftung des Körpers bei. Eine Fußmassage mit Ghee hat einen kühlenden Effekt, ebenso eine Kopfmassage mit Kokosöl. Sehr viele Ölanwendungen wie die Abhyanga-Massage tun nicht nur gut, sondern bauen auch effektiv Stress ab.

# Kognitive Störungen – was wollte ich noch mal?

Ist es Ihnen auch schon passiert? Sie treffen im Supermarkt oder im Restaurant eine alte Bekannte – aber Ihnen fällt der Name nicht mehr ein? Oder Sie gehen in Ihrer Wohnung in ein Zimmer, um etwas zu holen – aber wonach wollten Sie gleich noch mal suchen? Oder Ihr Chef möchte, dass Sie eine Arbeit abschließen, die sehr viel Konzentration von Ihnen fordert – aber Ihnen fällt alles Mögliche ein, Sie können gedanklich nicht bei der Sache bleiben oder fühlen sich einfach geistig erschöpft? Wenn Sie solche Situationen kennen und diese jetzt gehäuft auftreten, dann brauchen Sie nicht gleich Angst vor Demenz, Alzheimer und Co. zu haben, ein Hormonmangel kann die mögliche Ursache sein, denn Hormonveränderungen machen sich auch im Gehirn bemerkbar: Hormone aktivieren das Zentralnervensystem und damit auch unsere Merk- und Konzentrationsfähigkeit.

Besteht ein Hormonmangel, kann das die Gedächtnisleistung negativ beeinflussen bis hin zur geistigen Erschöpfung. Wir benötigen beispielsweise ausreichend Östrogen zur Bildung von Nervensynapsen. Aber auch Progesteron spielt nach neuesten Erkenntnissen eine entscheidende Rolle im Nervensystem und ist unter anderem am Funktionieren der Neurotransmitter beteiligt.

### *So erging's mir …*

Bei mir traten die kognitiven Störungen sehr stark auf. In den rund ersten vier Jahren des Klimakteriums konnte ich quasi fast gar nicht mehr schreiben, geschweige denn an einem neuen Buchprojekt arbeiten oder Seminare und Vorträge halten. Mein Redaktionsbüro und meine Finanzen brachen schnell ein. Im Prinzip war ich in dieser Zeit fast komplett arbeitsunfähig. Rund eine Stunde am Tag war das maximale Konzentrationsvermögen, das ich für etwas aufbringen konnte. Aber es gibt ja nichts, was nur schlecht ist! Rückblickend hat sich in dieser Zeit natürlich die Spreu vom Weizen getrennt. Altes durfte gehen, neue Türen gingen auf. Heute versuche ich, nicht mehr blind das Hamsterrad zu treten, sondern an einzelnen für mich wertvollen und befruchtenden Projekten zu arbeiten. So bin ich auch auf das Schauspielen und die Theaterarbeit gestoßen, bis heute dabeigeblieben und äußerst dankbar für diese neuen Möglichkeiten, die mein Leben sehr bereichern.

## *Tipp: Kurkuma und Ginseng bei kognitiven Störungen*

Wer in den Wechseljahren unter zeitweiser nachlassender Gedächtnisleistung oder anderen kognitiven Störungen wie mangelnder Konzentrationsfähigkeit bei der Arbeit leidet, profitiert bereits frühmorgens von Kurkuma im Tee. Studien haben herausgefunden, dass bereits 1 Gramm des goldgelben Gewürzes ausreicht, um die Konzentration für die nächsten sechs Stunden zu steigern.

Ebenso wirkungsvoll ist der Rote Ginseng. Der zähflüssige Extrakt ist zwar leider nicht ganz billig, aber man benötigt nur eine ganz geringe Menge, zum Beispiel im morgendlichen Tee aufgelöst. Roter Ginseng wird in der TCM bereits seit über 200 Jahren bei Müdigkeit, Erschöpfung, Stresszuständen und zur allgemeinen Krankheitsabwehr eingesetzt. Seine Inhaltsstoffe wie die Ginsenoside haben zudem weitere positive Effekte, zum Beispiel auf die Immunabwehr, auf den Blutzuckerspiegel und die Gedächtnisleistung. Wer gern ab und zu Kaffee trinkt, kann im Italienurlaub »Caffè al Ginseng« kosten, er wird in vielen Bars angeboten. Nach einem Tässchen Ginsengkaffee spürt man regelrecht den Ginseng-Shot im Gehirn – und es schmeckt so lecker!

# Muskel- und Gelenkschmerzen

Sie stehen in der Früh auf und fühlen sich plötzlich wie hundert? Eine ungewohnte Morgensteifigkeit stellt sich ein, und Sie fühlen sich, als ob Sie nachts vom Zug überfahren worden sind? Dann sind es aller Wahrscheinlichkeit nach die Wechseljahresbeschwerden ...

Rheumaähnliche Beschwerden und Schmerzen an Gelenken, häufig auch Knieschmerzen, rangieren ganz weit vorn auf der Skala. Es kann hormonbedingt sogar auch zu Hüftschmerzen kommen. Das muss nicht zwangsläufig etwas mit abgenutzten Hüftgelenken zu tun haben, denn Schmerzen können auch durch eine erhöhte Empfindlichkeit oder Entzündungsreaktionen der Gewebe zwischen den Muskeln auftreten.

Natürlich könnten Sie tatsächlich an Rheuma oder Abnutzungserscheinungen der Gelenke leiden, das kommt im mittleren Lebensalter aber eher seltener vor. In den meisten Fällen entstehen diese rheumaähnlichen Schmerzen tatsächlich hormonbedingt. Wenn Sie aber Bedenken haben, lassen Sie sich untersuchen, um Diagnosen wie Rheuma oder Arthrose auszuschließen.

Grundsätzlich fällt mit sinkendem Hormonspiegel auch die Schmerzgrenze. Das kann auch die Freisetzung von Endorphinen behindern. Diese körpereigenen Botenstoffe sind wichtig für unsere Glücksgefühle und zur Schmerzregulation. Auch kann die Durchblutung von Muskeln und Gelenken vermindert sein, und die Kollagenproduktion – nicht nur wichtig für schöne Haut und tolles Haar, sondern auch für die »Gelenkschmiere« – ist heruntergefahren. Dies alles kann zu rheumaähnlichen Gelenk- und Muskelschmerzen führen.

Die gute Nachricht aber lautet: Nach der Reise durch die Wechseljahre erlangen Frauen meistens ihre frühere Beweglichkeit wieder zurück. Jede Art von Dehnübungen, Pilates und Yoga können jetzt Beschwerden lindern. Auch eine Ernährungsweise, die darauf ausgelegt ist, Entzündungsreaktionen zu reduzieren, ist nun sehr hilfreich. Reduziert werden sollten insbesondere Zucker, Weizen (Gluten), Fleisch und stark verarbeitete Lebensmittel. Dafür mehr grünes Blattgemüse wie Mangold, Kohl und Spinat verzehren. Und ganz viele Bioblaubeeren. Sie gelten als wahres Superfood gegen Entzündungen.

## Knochenbrühe liefert wertvolles Kollagen

Wirklich nichts für Veganer und Vegetarier, aber falls Sie Mischköstler sind, vielleicht ein interessanter Hinweis: Der amerikanische Arzt Dr. Klinghardt setzt auf die gute alte Knochenbrühe. Er hält die Brühe, gekocht möglichst aus verschiedenen Knochen, als wertvollsten Lieferanten für Mineralien wie Kalzium und Magnesium (brauchen wir auch für die Muskeln, besonders, wenn wir viel schwitzen!) in optimaler Bioverfügbarkeit für unsere Zellen. Und noch was ist drin in der Wunderbrühe: Proteine wie Kollagen. Und je länger Sie die Knochen auskochen, desto mehr Kollagen wird aus dem Knochenmark ausgelöst. Sie merken es daran, wenn die Suppe erkaltet ist und eine gallertartige Konsistenz annimmt.

Bei der traditionellen *Bone Broth* gart man übrigens bis zu 24 Stunden lang Knochen von Weiderindern, Kalb und Huhn in Gemüse und Kräutern. Möglichst in Quellwasser. Und möglichst alles bio. Ideal: Viel Knochenbrühe vorkochen und portionsweise einfrieren. Täglich einen Becher davon trinken.

# Orangenhaut – woher eigentlich?

Das Bindegewebe ist bei Frauen architektonisch anders strukturiert als das von Männern. Denn es muss im Hinblick auf eine Schwangerschaft dehnbarer sein, aus diesem Grund sind die Fettzellen anders angelagert. Daher tritt Cellulite auch nur beim weiblichen Geschlecht auf. Die Fettzellen können durch die Bindegewebsfasern durchdrücken, und Cellulite wird durch Dellen und Streifen sichtbar, an Hüften, Bauch oder an den Oberschenkeln – und das auch oft schon in jungen Jahren. Als Ursache gilt hier ein Östrogenüberschuss, bei dem im Verhältnis zu wenige männliche Hormone vorhanden sein können. In den Wechseljahren spielt der Stoffwechsel grundsätzlich manchmal verrückt, das hat auch Auswirkungen auf Figur und ein schwächer werdendes Muskel- und Bindegewebe. Das Erscheinungsbild einer bereits bestehende Cellulite kann sich verschlechtern, man spricht dann von der Menopause-Cellulite. Regelmäßige Massagen, Sport, Gewichtsabnahme und eine Ernährungsweise, die gesund erhält, helfen viel!

## *Tipp: Meersalzpeelings regen die Hautdurchblutung an*

Hochwertiges Meersalz ist nicht nur in der Küche die erste Wahl. Das »weiße Gold« enthält natürlicherweise über 60 Mineralien wie Kalzium, Kalium, Natrium und Magnesium. Ein Peeling fördert die Durchblutung, strafft die Haut und macht sie samtig-weich. Die kleinen Meersalzkristalle sind aber nicht nur Basis als Schleifkörper – für den Körper fungieren sie als wahre Detox-Wunder: Die kleinen Multitalente reinigen die Hautporen und entgiften. Abgestorbene Hautschüppchen werden entfernt. Auch Meersalzbäder helfen, die Hautporen zu öffnen und Giftstoffe auszuleiten.

# Schlaf – Sandmännchen, wo bist du?

In unserer heutigen Zeit wird das Nerven- und Sinnessystem sehr beansprucht. Stress, Elektrosmog, TV und Computer, Existenzängste, Lockdowns, Kriege und Klimawandel – um nur einige Trigger zu nennen – zehren an unserem Nervenkostüm und machen das abendliche Abschalten schwer. Die Folgen: Einschlaf- und Durchschlafstörungen. Und davon können gerade Frauen ein Lied singen. Man wacht auf (häufig zwischen drei und fünf Uhr) und kann nicht mehr einschlafen, zählt Schäfchen und wartet vergeblich aufs Sandmännchen. Kommen noch Hitzewallungen dazu, ist es mit dem Schlaf ganz aus. Dann geht es die ganze Nacht rund: Decke weg, weil heiß – Decke drüber, weil kalt. Wenn die Schweißausbrüche sehr stark sind, müssen viele Frauen zudem die Nachtwäsche und sogar auch manchmal die Bettdecken wechseln. Klar, nach so einer Nacht geht man nicht erholt in den neuen Tag und erscheint nicht energiegeladen und fröhlich bei der Arbeit. Chronische Schlafstörungen triggern natürlich auch weitere Gesundheitsbereiche, man wird reizbarer, und auch die Infektanfälligkeit und die Gefahr der Entwicklung depressiver Symptome steigen an.

Um einen gesunden Schlaf zu fördern, sollten wir natürlich grundsätzlich alles anwenden, was Schlafexperten und Naturheilkunde zu bieten haben: atmungsaktive Bettwäsche, Lüften vor dem Schlafengehen, kein Fernsehen am späten Abend, Wechselduschen, Yoga oder autogenes Training vor dem Schlaf, beruhigende Heiltees oder Dragees aus Baldrian, Passionsblume oder Hopfen.

Liegt eine hormonelle Dysbalance vor, können wir bei milden Symptomen auch an eine Yamswurzelcreme denken, die auf die Haut aufgetragen wird. Sie weist eine leichte progesteronartige Wirkungsweise auf. Ist der Progesteronspiegel labordiagnostisch bestätigt ganz unten, kann auf ärztlichen Rat bioidentisches Progesteron abends eingenommen werden. In diesem Fall bringt es das Sandmännchen meistens ganz schnell wieder zu uns zurück: Progesteron wirkt beruhigend, entspannend und schlaffördernd. Auch das schlaffördernde Hormon Melatonin oder seine Vorstufe Tryptophan kann bei Schlafstörungen in Betracht gezogen werden.

### *Tipp:* Mit Kokosöl sanft entschlummern

**Aus dem Ayurveda weiß man, dass kalt gepresstes Kokosöl Hitzewallungen ausleitet, und das sorgt für Schlaf ohne lästiges Aufwachen. Dafür eine haselnussgroße Menge Kokosöl auf dem höchsten Punkt des Scheitels einmassieren, dem Akupunkturpunkt LG 20, im QiGong Baihui genannt. Ebenso die Fußsohlen damit einmassieren.**

## Sexuelle Unlust – lass mich in Ruhe!

Das zermürbt häufig auch unsere Partner. Und klar. Wieder ist es die Östrogendominanz, die mit sinkendem Progesteronspiegel auch unsere Libido mit auf den Tiefstand reißt. Lust und Liebe werden noch von vielen weiteren, auch äußeren Faktoren beeinflusst. Wenn Frauen unter Beziehungsproblemen, emotionalem Stress, Schlafstörungen oder Geldsorgen leiden, kann dieser ganze Mix natürlich auch die Lust auf Sex beeinträchtigen – es muss also nicht unbedingt immer nur an den Hormonen liegen. Natürlich ist Sex mit Scheidentrockenheit nicht angenehm und kann sogar schmerzhaft sein, viele Frauen leiden darunter. Gerade die Schleimhäute der Scheide enthalten besonders viele Rezeptoren für Östrogene. Docken nicht mehr so viele an, werden die Durchfeuchtung und die Durchblutung der Scheidenschleimhaut vermindert. Die Schleimhaut wird empfindlicher und zarter. Die Scheide wird beim Sex daher langsamer feucht als vielleicht gewohnt. Ein verlängertes Vorspiel kann das ausgleichen. Das sollte auch Ihr Partner wissen. Auch Gleitcreme kann Wunder wirken. Ebenso die Tipps auf Seite 94. An der Fähigkeit zum Orgasmus und an der Intensität ändern sich durch den Östrogenmangel aber nichts.

Mit den Wechseljahren darf sich aber auch der Sex wandeln: Das innige, intime Zusammensein mit dem Partner wird möglicherweise wichtiger als der eigentliche Höhepunkt. Jetzt geht es nicht mehr um das stürmische Übereinanderherfallen wie in der Zeit des ersten Verliebtseins in jüngeren Jahren, sondern eher um das Motto: Der Weg ist das Ziel.

## Trockenheit der Schleimhäute – oh weh!

Weil die Hormone auch an der Funktion der Schleimhäute beteiligt sind, kann es bei einem Hormonmangel, insbesondere des Östrogens, zu Trockenheit in der Scheide kommen. Und übrigens an allen Orten, wo der Körper Schleimhäute hat wie auch in den Augen oder im Darm. Trockenere Schleimhäute stehen in der TCM gleichsam als Anzeichen dafür, dass der Körper generell trockener wird, die Gelenke knirschen und schmerzen und die Knochen poröser. werden. Mehr Wasser trinken und sanfte Bewegungen, die nicht ins Schwitzen bringen, ist hier der Rat aus der fernöstlichen Medizin. Darauf folgend sind auch die Schleimhäute unserer Augen von einem Hormonmangel betroffen. Die Augen freuen sich über Tropfen zum Befeuchten mit sogenannten Tränenersatzmitteln oder über Augentropfen mit Euphrasia (Augentrost).

Fehlt die Feuchtigkeit in den Schleimhäuten, wird die Haut dünner und ist nicht mehr so elastisch. Klar, dass das beim Geschlechtsverkehr wehtut. Auch Jucken und Brennen und sogar kleine Verletzungen können die möglichen Folgen sein. Hinzu kommt eine Anfälligkeit für Infektionen der Scheide. Aber selbst bei Sport und Bewegung kann es zu Spannungsgefühlen und häufigerem Harndrang kommen. Vaginale Trockenheit ist leider immer noch ein Tabuthema, und viele Frauen leiden jahrelang still vor sich hin. Mit Feuchtigkeitsgels, Aloe-vera-Gel oder Zäpfchen zum Einführen (ein halbes tut es auch!) kann Frau sich sehr gut behelfen.

Aktuell stehen neue Rezepturen von Vaginalzäpfchen mit hochdosiertem Vitamin D bei naturheilkundlichen Frauenärzten hoch im Kurs: Diese Zäpfchen spenden Feuchtigkeit und bieten zugleich einen guten Zellschutz. Die Erfahrungsheilkunde hat gezeigt, dass Vitamin-D-haltige Zäpfchen sogar schlechte PAP-Werte von II bis III bei regelmäßiger Anwendung verbessern sollen. Die Häufigkeit der Scheideninfektionen lässt nach. Bei starker Trockenheit helfen auch verschreibungspflichtige Vaginalcremes mit Östrogen. Aber versuchen Sie es zuvor doch mal mit Kokosöl.

## Vaginalkugeln selbst gemacht

Generell bei vaginaler Trockenheit und/oder direkt vor dem Sex eine haselnussgroße Menge kalt gepresstes Kokosöl in die Scheide einführen. Kostet fast nichts, ist natürlichen Ursprungs und wirkt Wunder! Vaginalkugeln aus Kokosöl können Sie als biologisch-natürliche Gleitcreme bei vaginaler Trockenheit verwenden. Kokosöl wird bereits ab 24 °C flüssig: 100 ml Kokosöl vorsichtig im Wasserbad erhitzen, bis es flüssig wird. So lange abkühlen lassen, bis es eine knetbare Konsistenz hat. Dann etwa haselnussgroße Kugeln formen und im Kühlschrank aufbewahren. Sie können die kugelförmigen Vaginalzäpfchen direkt vor dem Sex einführen oder, um einer vaginalen Trockenheit generell entgegenzusteuern, ein paarmal in der Woche anwenden. Kokosöl hat zudem einen antimykotischen Effekt (wirkt gegen Pilze) aufgrund der enthaltenen Caprylsäure. Achtung: Kokosöl verträgt sich – weil ölhaltig – nicht mit Kondomen!

# Mögliche Folgeerkrankungen und Erkrankungsrisiken

Die Summe der Wechseljahresbeschwerden oder Befindlichkeiten und Stimmungsschwankungen im Klimakterium sind für die meisten Frauen schon mehr als genug ... Leider kommt aber noch hinzu, dass ein dauerhafter Hormonmangel tatsächlich auch ein Risiko für ernste Erkrankungen sein kann. Und das bringt uns schnell auch auf eine ganz andere Sichtweise auf Wechseljahresbeschwerden: Symptome gelten ja generell als Alarmzeichen. Und so können wir auf der einen Seite auch dankbar dafür sein, dass diese Alarmglocken laut läuten und uns so eindringlich auf eine hormonelle Dysbalance aufmerksam machen, damit wir durch Lebensumstellungen wie mehr Ruhe, Sport, bessere Ernährungsweise, Naturheilmittel oder, bei manifestem Hormonmangel, auch mit bioidentischen Hormonen gegensteuern können.

Es gibt aber auch manifesten Hormonmangel bei Frauen, die nicht so sehr von Symptomen geplagt werden und kaum etwas vom Klimakterium bemerken. Als Prävention vor möglichen Folgeerkrankungen ist es deshalb auch für symptomfreie Frauen sehr sinnvoll, Hormone wie Beta-Östradiol und Progesteron labordiagnostisch abklären zu lassen. Bestehen langfristig manifeste Mängel, können sich nämlich folgende Erkrankungsrisiken erhöhen:

# Risiko Nr. 1: Osteoporose

83 Prozent der von Osteoporose Betroffenen sind Frauen.[9] Denn der hormonelle Tiefstand beeinflusst den Kalziumhaushalt des Körpers negativ – die Knochen werden entmineralisiert, die Knochendichte nimmt ab, und die Knochen verlieren an Stabilität und können brüchig werden (Osteoporose). Auch im Bereich der Wirbelsäule kann es zu Verformungen und chronischen Schmerzzuständen kommen, man spricht auch vom sogenannten »Hormonbuckel«.

## *Die Milch macht's eben doch nicht*

Aktuell hat eine Gruppe von Ernährungswissenschaftlern und Epidemiologen Daten von rund 3300 Teilnehmerinnen der Kohortenstudie SWAN *(Study of Women's Health Across the Nation)* auf den Zusammenhang zwischen den Konsum von Milchprodukten, der Knochendichte und dem Frakturrisiko untersucht.[10] Beobachtet wurden Frauen zwischen 42 und 53 Jahren über zehn Jahre. Sie wurden in vier Kategorien eingeteilt mit verschiedenen Mengenverhältnissen an Milchprodukten in der täglichen Ernährungsweise. Das Ergebnis: Es wurde kein signifikanter Unterschied zwischen geringem und umfangreichem Verzehr an Milchprodukten in Bezug auf Knochendichte und Frakturrisiko festgestellt. Die Untersuchung kam zu dem Schluss, dass Frauen in mittleren Jahren in Bezug auf das Osteoporose-Risiko nicht von Milchprodukten profitieren würden.

# Risiko Nr. 2: Herz-Kreislauf-Erkrankungen

Eine andauernde hormonelle Dysbalance kann sich negativ auf Gefäßelastizität und Blutfettwerte auswirken und somit Arteriosklerose – ein Verstopfen der Blutgefäße – begünstigen. Arteriosklerose kann zu Schlaganfall oder Herzinfarkt führen, je nachdem, in welcher Körperregion Gefäße verengt sind.

# Risiko Nr. 3: Morbus Alzheimer

Die Entstehung der Alzheimer-Erkrankung wird auch mit einem Mangel an weiblichen Geschlechtshormonen und des männlichen Geschlechtshormons Testosteron (das wir Frauen auch produzieren und das natürlich in der Menopause auch auf Talfahrt ist) in Zusammenhang gebracht. Grundsätzlich sind erheblich mehr Frauen als Männer von der Alzheimer Krankheit betroffen. Und nach der Menopause steigt der Verlauf einer Alzheimer-Erkrankung rasant an.

Weil Frauen häufiger an Alzheimer erkranken, liegt ein hormoneller Zusammenhang nahe. Ich persönliche teile bei Alzheimer auch die Auffassung der *Bredesen-Studie*.[11] Professor Bredesen ist der Ansicht, dass die Alzheimer-Demenz heilbar ist und die Entstehung multifaktoriell begünstigt ist bzw. dass verschiedene Risikofaktoren bestehen. Er bringt das Bild eines Hausdaches mit verschiedenen Löchern. Damit es nicht mehr hineinregnet, ist es nicht ausreichend, nur ein Loch zu stopfen. Ein »Loch im Dach« könnte hier auch stellvertretend die Hormondysbalance sein, vieles spricht dafür: Bei der Alzheimer Krankheit gehen die Verbindungen zwischen den Nervenzellen verloren. Diese können dann nicht mehr miteinander kommunizieren. Wenn sie absterben, bildet sich die Eiweißplaque, jene typischen Ablagerungen, die im Gehirn von Alzheimer-Patienten nachgewiesen werden. Für Wachstum von Nervenzellen und die Verbindung der Nervenzellen untereinander ist das Hormon Östrogen zuständig. In den Wechseljahren lässt die Hormonproduktion von Östrogen mit dem Einstellen der Tätigkeit in den Eierstöcken abrupt nach.

Auch Männern kann es im mittleren Lebensalter an Östrogenen mangeln, aber die nachlassende Hormonproduktion geht viel langsamer vor sich als bei Frauen. Werden Frauen vor der Menopause Gebärmutter mitsamt Eierstöcken entfernt, kann es zu einem plötzlichen Abfallen von Östrogenen kommen. Das Alzheimerrisiko ist bei Frauen mit 65 am höchsten, hier hat diese Altersgruppe häufig schon einen 15-jährigen Östrogenmangel hinter sich. Besonders scheint also die Generation unserer Mütter betroffen. Interessant an dieser These ist, dass das Alzheimer-Risiko jetzt rückläufig ist. Doch heutzutage trifft Alzheimer manchmal auch schon jüngere Frauen. Ein Widerspruch? Nein, denn auch die Wechseljahre setzen heutzutage häufiger bereits in jüngeren Jahren ein; als Ursache wird die zunehmende Belastung mit Umwelthormonen (Mikroplastik & Co.) vermutet, siehe auch das Extra: »Frühe Wechseljahre«, Seite 65 f. Hormondysbalancen sind auch ein Faktor in der Entstehung von Depression. Darunter leiden Frauen im mittleren Lebensalter doppelt so häufig wie Männer: Depression erhöht das Risiko, an Alzheimer zu erkranken.

Teil III

# Tipps und Tricks aus dem Reich der Natur

# Heilpflanzen für Frauen von A bis Z

Die Pflanzenheilkunde (Phytotherapie) gehört zu den ältesten medizinischen Therapien überhaupt und ist auf allen Kontinenten und in allen Kulturen beheimatet. Seit dem Jahr 1805 fiel die älteste natürliche Medizin der Menschheit in Ungnade, als Apotheker Friedrich Sertürner erstmalig einen Pflanzenstoff im Labor isolierte: Das war die Geburtsstunde der pharmazeutischen Chemie. In der Pflanzenheilkunde werden ausschließlich ganze Pflanzen (Kraut) und deren Teile (Blüten, Blätter, Wurzel), auf verschiedene Weise (als Frischkraut, als Aufguss, als Dekokt [Auskochung] oder Kaltwasserauszug) zubereitet. Auch die Pulverisierung und Trockenstandardisierung ist möglich. Die Phytotherapie ist in Deutschland eine anerkannte »besondere Therapieform« im Sinne des Sozialgesetzbuches. Seit 1978 bekennt sich der deutsche Gesetzgeber im Arzneimittelgesetz zum Wissenschaftspluralismus der Medizin. Zu den »besonderen Therapierichtungen« im Arzneimittelgesetz (AMG) gehören:

- die phytotherapeutische,
- die homöopathische und
- die anthroposophische Therapierichtung.

Die Arzneimittel der besonderen Therapierichtungen dürfen verordnet werden, auch ohne einen wissenschaftlichen Wirksamkeitsnachweis gebracht zu haben. Hinzu kommen noch »traditionelle Arzneimittel«, die nicht zu den besonderen Therapierichtungen zählen. Sie grenzen sich von anderen Arzneimitteln ab, indem sie im Hinblick auf die Wirksamkeit ausschließlich Bezug auf die traditionelle Anwendung nehmen (Erfahrungsheilkunde).

### Naturheilmittel nützen nichts oder sind zu mild?

Dieser Meinung widerspricht, dass viele der wissenschaftlich anerkannten Stoffe in höherer Dosis sogar giftig bis tödlich sein können, man denke nur an den Fingerhut (Digitalis) oder die Tollkirsche (Belladonna). Heilpflanzen und Wirkstoffe aus den besonderen Therapierichtungen sind hochwirksam und haben ihre Daseinsberechtigung. Und der Wissenschaftspluralismus ist wichtig, damit es einst nicht nur chemische Präparate geben wird und wir nicht in eine Medizin- oder Pharmadiktatur geraten. Und auch, damit nicht einst das jahrtausendealte Wissen um die Pflanzenheilkräfte der Menschheit für immer verloren geht.
Wir wissen, dass es immer mehr Bestrebungen vonseiten der Lobbyisten gibt, um der Pflanzenheilkunde, Homöopathie und Co. rechtliche Grundlagen in Deutschland zu entziehen. Aktuell ist sogar ein öffentliches Gutachten zum Heilpraktikerrecht ausgeschrieben. Dieses sogenannte Spahn-Gutachten will u.a. auch die Abschaffungsfrage im Heilpraktikergesetz untersuchen. Das dürfen wir nicht zulassen!

## Grüne Multitalente

Heilpflanzen sind wahre Multitalente und haben ein sehr weites Wirkspektrum. Gerade in Bezug auf die Meno-Balance gibt es eine Vielzahl von enthaltenen Wirkstoffen in Heil- und auch Nahrungspflanzen, die das Hormonsystem beeinflussen und sogar die Hormonproduktion ankurbeln können. Viele von ihnen enthalten sogenannte Phytohormone, also pflanzliche Stoffe mit hormonähnlicher Wirkung. Diese können im menschlichen Organismus an den Hormonrezeptoren andocken, wirken aber viel schwächer als unsere körpereigenen Hormone. Heilpflanzen sind oft keine schnellen Helfer. Manche haben eine lange Anlaufzeit von bis zu sechs Wochen. Beschwerden bessern sich in diesem Fall dann nur bei regelmäßiger und langfristiger Anwendung. Geben Sie sich also mehrere Wochen Zeit, um eine Wirkung beurteilen zu können.

Bei sehr starken Beschwerden reicht häufig die Dosierung nicht aus bzw. sie ist in der täglichen Umsetzung nicht praktikabel. Eine naturheilkundliche Beratung ist sinnvoll, um die richtige individuelle Heilpflanze oder eine Heilpflanzenkombination zu finden. Insbesondere, weil manche Heilpflanzen eher progesteronwirksam sind, andere eher östrogenartige Wirkungen aufweisen. Das ist wichtig, falls eine Östrogendominanz vorliegt (→ Seite 46 ff.). Denn in diesem Fall sollte sie durch die Auswahl an Tees oder Nahrungsergänzungsprodukten nicht zusätzlich einseitig verstärkt werden, und man tut gut daran, auf progesteronwirksame Heilpflanzen zu setzen. Von der richtigen Heilpflanze zur richtigen Zeit können Sie sehr viel Unterstützung erfahren.

## Wichtig: Wirkpotenzierend kombinieren!

Die Macht der Hormone ist groß. Daher kann ein Heilkraut allein oft nichts ausrichten. Kombinieren Sie daher mehrere Therapieoptionen miteinander. Resilienz, ein Heiltee, gesunde Ernährung, Waldspaziergänge und Co., all dies lässt sich wunderbar miteinander kombinieren, man spricht auch von wirkpotenzierend. Das ist nicht gleichzusetzen mit »viel hilft viel«, sondern die Wirkungen können sich sehr gut ergänzen und erst dadurch ihre volle Heilkraft entfalten.

## Zu beachten bei Brustkrebs oder Brustkrebsrisiko

Frauen mit Östrogendominanz oder Frauen, die Brustkrebs hatten, sollten am besten keine Anwendungen mit Heil- und Nahrungspflanzen mit Östradiolcharakter machen, ohne einen Hormonspezialisten befragt zu

haben. Es kommt nämlich darauf an, ob sich die Phytohormone an den alpha- oder beta-Rezeptoren andocken, und hier gibt es auch Ausnahmen: So sollen beispielsweise der Sibirische Rhabarber und die Traubensilberkerze trotz ihrer östrogenartigen Wirkrichtung einen positiven Effekt bei Brustkrebs haben.
Daher empfehle ich beim Einsatz von Phytohormonen in jedem Fall die Rücksprache mit einem naturheilkundlich und aufs Hormonsystem spezialisierten Ganzheitsmediziner.

## Frauenmantel (Alchemilla vulgaris)

Das gefächerte Blatt des Frauenmantels ähnelt einem Faltenrock. Und die Signaturenlehre überliefert, dass Frauenmantel heilsam für Organe sei, die vom Rock der Frau bedeckt sind. Wer Frauenmantel in seinem Garten hat, kann im Sommer entdecken, dass das Frauenmantelblatt täglich einen Tautropfen in seinem Schoß gebärt. Und tatsächlich gilt Frauenmantel als klassisches Heilkraut in der Frauenheilkunde, das bei den vielfältigsten Frauenbeschwerden eingesetzt werden kann. Alchemilla enthält Gerbstoffe, Bitterstoffe, wenig ätherisches Öl und Flavonoide. Durch seine Inhaltsstoffe mit Progesteroncharakter wirkt es sogar ausgleichend bei einer Östrogendominanz. Viele Frauen mit Hitzewallungen erfahren Linderung der Schweißausbrüche.

Die natur- und pflanzenkundige Heilpraktikerin Margret Madejsky forscht seit rund 30 Jahren rund um die Alchemilla und hat in ihrem gleichnamigen Buch alles Wissenswerte zum Frauenkraut gesammelt. Sie sagte: »Von der Menarche bis zum Klimakterium wird der Frauenmantel mit gutem Erfolg in der Praxis eingesetzt ... für zu lange oder starke Blutungen, gegen Unterleibsentzündungen oder Blasenentzündungen, sogar bei Myomen hilft der Frauenmantel sehr gut ...«[12]

Frauenmantel ist sanft, aber zugleich wirkungsvoll und lässt sich mit jeglichen anderen Therapieoptionen gut kombinieren. Viele Frauen berichten auch von der harmonisierenden Wirkung der »kleinen Alchemistin« auf die Stimmung. Alchemilla ist als Teekraut und auch als Pflanzenurtinktur (Ceres) erhältlich. Urtinkturen sind sehr praktisch in der Handhabung. Man gibt einfach ein paar Tropfen ins Wasserglas.

Von Mai bis September kann man Frauenmantel hierzulande selbst sammeln und einen Tee daraus zubereiten. Verwendet wird die ganze Pflanze mit Blüten und Stängel. Alchemilla ist auch Bestandteil vieler Teemischungen gegen Wechseljahresbeschwerden. Kräuterfrau Patricia Lipp empfiehlt bei Wechseljahresbeschwerden, insbesondere bei Hitzewallungen, diese Teemischung[13] lauwarm oder abgekühlt getrunken:

**»Freude am Wechsel«-Tee**
*Zu gleichen Teilen:*
Frauenmantel
Silbermantel
Rotkleeblüten
Salbei

## Johanniskraut (Hypericum perforatum)

Seinen Namen verdankt Johanniskraut der Tatsache, dass es um Johanni (24. Juni) herum blüht, in einer Zeit, zu der das Tageslicht am längsten währt. Johanniskraut bringt also viel Licht in unser Gemüt, vertreibt dunkle Wolken und hilft bei Schlaflosigkeit und Kopfschmerzen. Ganz ist das Rätsel um die stimmungsaufhellende Wirkweise des Johanniskrauts noch nicht gelöst. Manche Forscher glauben, dass der Hauptinhaltsstoff Hypericin die Ausschüttung des schlaffördernden Hormons Melatonin ankurbelt. Andere vermuten, dass eine regulierende Wirkung auf den Dopamin-Noradrenalinhaushalt ausgeübt wird. Tatsache ist: Johanniskraut behebt nervöse Unruhe und Depression – und das genauso gut wie ein Antidepressivum, zahlreiche wissenschaftliche Studien belegen die Wirkung.

Besonders in den Wechseljahren profitieren viele Frauen von Johanniskraut, nicht nur weil es die Stimmung aufhellt, sondern weil es auch angstlösend und zugleich stabilisierend wirkt. Es soll auch gegen Hitzewallungen helfen, insbesondere dann, wenn die Stimmung betroffen ist. Johanniskraut ist in Tropfenform als Urtinktur oder in Form von Dragees erhältlich. Good to know: Bei der Anwendung von Johanniskrautpräparaten brauchen Sie ein wenig Geduld, denn es kann über zwei Wochen dauern, bis Sie spüren, wie es seine Wirkung entfaltet.

## Mönchspfeffer (Agnus castus)

Die Samen des Mönchspfeffers kommen in der Frauenheilkunde vielfältig zum Einsatz, da sie prolaktinsenkend wirken. Prolaktin ist ein Hormon, das vermehrt bei Stress ausgeschüttet wird und im Übermaß an Störungen der Zyklusfunktionen beteiligt ist. In der Menopause wird der Mönchspfeffer sehr geschätzt, weil er die körpereigene Herstellung von Progesteron anregt und so einer Östrogendominanz entgegenwirkt. Bei Hormonschwankungen kann er ausgleichend wirken.

Keusch wie ein Lamm – so sollten die Mönchen werden, denen in früheren Zeiten der Mönchspfeffer verordnet wurde, daher trägt er auch heute noch den Beinamen Keuschlamm. In Bezug auf das Lustempfinden wird Mönchspfeffer auch heute noch kontrovers diskutiert. Die einen sprechen ihm luststeigernde Wirkung zu, die andere das Gegenteil. Agnus castus ist als Teekraut oder solo als Trockenextrakt oder Tinktur und auch in verschiedenen pflanzlichen Kombinationsfertigpräparaten mit anderen Heilpflanzen erhältlich.

## Passionsblume (Passiflora incarnata)

Die Extrakte des ganzen Krautes des anmutig blühenden Lianengewächses haben eine progesteronähnliche Wirkung in Kombination mit entspannenden und entkrampfenden Effekten. Und die können wir bereits an der Pflanzensignatur ablesen.

Die Blüte stellt sich in ihrer Form wie ein Mandala dar, um einen Kreis in der Mitte formieren sich zehn konzentrische Kreise. Passiflora hilft hier, in die eigene Mitte zurückzukommen. Wer unter Unruhe, Nervosität oder Ängsten leidet und einer Östrogendominanz entgegenwirken möchte, liegt bei der Passionsblume richtig. Zudem fördert sie die Einschlafbereitschaft und einen erholsamen, ruhigen Schlaf. Passionsblume gibt es als Teekraut und in Fertigpräparaten.

## Rot- oder Wiesenklee (Trifolium pratense, Trifolii pratensis flos)

Das blühende Kraut ist neben einer Vielzahl an gesundheitsfördernden Inhaltsstoffen reich an Isoflavonen (Pratensein, Formononetin, Biochanin A) und kann bei einem manifesten Östrogenmangel angezeigt sein. Die enthaltenen Isoflavone binden sich an Östrogenrezeptoren und erzielen im Körper östrogenartige Wirkungen. Im Handel sind viele Präparate mit Rot- oder Wiesenklee erhältlich. Rot- oder Wiesenklee gibt es auch als Teekraut. Im Frühjahr und Sommer können Sie auch selbst gesammelte Blüten in Salat oder Suppe geben. Frauen mit bestehendem Brustkrebsrisiko sollten wegen der östrogenartigen Wirkung besser auf Rot- oder Wiesenklee verzichten.

## Salbei (Salvia officinalis)

Hier deutet schon das lateinische Wort »salvare« auf die Heilwirkung hin. Salbei wirkt anregend, aktiviert den Kreislauf und unterstützt das Nervensystem. Neben einer Vielzahl an Heilwirkungen bei entzündlichen Erkrankungen weist Salbei eine stark schweißhemmende Wirkung auf. Frauen, die unter starkem Nachtschweiß und übermäßigem Schwitzen an Händen und Füßen leiden, können von einer dreiwöchigen Teekur profitieren. Achtung: Salbeitee ist nicht für den Dauergebrauch geeignet, bei erhöhtem Blutdruck ist Vorsicht geboten. Als althergebrachtes Hausmittel können nächtliche Salbeiwaschungen Linderung bei sehr schweren Hitzewallungen bringen: Den Waschlappen in erkaltetem abgekochtem Sud tränken und den Körper damit abwaschen.

Im Sommer gedeiht der Salbei in fast jedem Hausgarten. Besonders lecker: Süßkartoffeln (mit progesteronartigem Wirkspektrum) in kleine Würfel schneiden, würzen und in Olivenöl schwenken und bei 200 Grad ca. 20 Minuten auf einem Backblech in den Ofen stellen. 10 Minuten vor Ende der Garzeit frische Salbeiblätter unterheben. Sie werden lecker kross und verleihen den Süßkartoffeln eine besondere Note.

### Tipp: Salbeitee

Für die Teezubereitung 2 Teelöffel Salbeiblätter pro Tasse getrocknet oder frisch aus dem Garten – diese sind besonders aromatisch und gehaltvoll – mit kochendem Wasser übergießen und mindestens 15 Minuten ziehen lassen. Mehrmals täglich bei Bedarf schluckweise trinken. Gerade wenn der Salbeitee wegen Hitzewallungen oder Neigung zu Schweiß getrunken wird: Genießen Sie ihn immer nur lauwarm: Heiße Getränke triggern Hitzewallungen grundsätzlich!

## Schafgarbe (Achillea millefolium)

Aufgrund ihrer zahlreichen Inhaltsstoffe werden der Schafgarbe mannigfaltige Heilwirkungen zugesprochen. Die Hauptinhaltsstoffe sind Azulen, Chamazulen und Kampfer. Die enthaltenen Phytohormone haben vorwiegend eine Wirkrichtung mit Progesteroncharakter, und sie wirken hormonell ausgleichend.

Der Korbblütler mit dem würzig-aromatischen Duft ist als Teekraut oder Urtinktur und in Kombinationspräparaten erhältlich. Schafgarbe eignet sich auch gut für Wechseljahres-Teemischungen.

Nebenwirkungen: Bei empfindlichen Personen kann es in seltenen Fällen beim äußerlichen Kontakt mit der Pflanze zu Hautreizungen mit Bläschenbildung kommen (Schafgarbendermatitis).

## Sibirischer Rhabarber (Rheum rhaponticum)

Die auch als Rhapontikrhabarber bezeichnete asiatische Pflanze wird jüngst auch bei Wechseljahresbeschwerden wegen ihrer östrogenwirksamen Inhaltsstoffe verwendet. In ihrer Heimat wird die heilsame Wurzel seit jeher als Heilpflanze genutzt.

Als selektiver Östrogenrezeptormodulator bindet sich der Sibirische Rhabarber an die »guten« Östrogenrezeptoren, die Beta-Rezeptoren. In Langzeitstudien wurde ein positiver Effekt bei Wechseljahresbeschwerden bestätigt. Die Inhaltsstoffe der Wurzel sind in Kapselform erhältlich.

## Traubensilberkerze (Cimicifuga racemosa)

Die Heilkraft aus der Frauenwurzel war schon nordamerikanischen Indianerstämmen bekannt. In der Frauenheilkunde werden die Wurzeln der hochwüchsigen Pflanze bereits seit über 200 Jahren genutzt, und sie zählt heutzutage zu den besterforschten Pflanzen in der Gynäkologie. Extrakte aus der Traubensilberkerze werden zur Regulierung von Zyklusunregelmäßigkeiten, bei schmerzhaften Regelblutungen und PMS eingesetzt.

In den Wechseljahren kann Cimicifuga durch ihre östrogenähnlichen Eigenschaften bei klimakterischen Beschwerden helfen. Auch auf die Stimmung soll sie einen positiven Effekt haben. Die Traubensilberkerze gibt es als Teezubereitung, oder man findet Extrakte aus ihren Wurzeln auch in vielen Fertigarzneien. Wie beim Sibirischen Rhabarber werden von den Phytoöstrogenen der Traubensilberkerze ausschließlich die »guten« Östrogenrezeptoren, die Beta-Rezeptoren, angesprochen. Bei Hitzewallungen und Schwitzen ist ihr Wirknachweis belegt, und Cimicifuga ist gegen Wechseljahresbeschwerden als Arzneimittel zugelassen.

Als homöopathische Arznei »Cimicifuga« wird sie ebenfalls im Klimakterium verabreicht.

Wichtig: Die Wirkung setzt erst rund 4 bis 6 Wochen nach der ersten Einnahme ein. Traubensilberkerze sollte mindestens drei Monate eingenommen werden.

## Yamswurzel (Dioscorea villosa)

Die wilde Yamswurzel erinnert in Form und Aussehen ein bisschen an die Süßkartoffel. Sie ist überwiegend in den Tropen, in China und in Mexiko beheimatet, wo sie von der Volksmedizin seit jeher bei Frauenleiden, zur Zyklusregulierung, Geburtsvorbereitung und auch zur natürlichen Empfängnisverhütung Anwendung fand. 1942 entdeckte der Chemiker Russel Marker diese Kletterpflanze mit dem hormonähnlichen Wirkstoff Diosgenin in ihrer Wurzel, der auch als Grundstoff für die ersten Antibabypillen in den 1950er-Jahren diente. Yams enthält bis zu 20 Prozent Diosgenin, aus dem durch chemischen Abbau heutzutage auch das humanidentische Gelbkörperhormon Progesteron gewonnen wird.

Viele Anbieter von Yamswurzel-Cremes und -Nahrungsergänzungsmitteln verwechseln die Wirkung mit der des Progesterons. Yamswurzel hat eine viel schwächere Wirkung als Progesteron, auch kann der Körper das Diosgenin nicht selbst direkt in Progesteron umwandeln. Dennoch soll sich das Diosgenin an Progesteronrezeptoren binden und so eine leicht progesteronartige Wirkung entfalten können. Anwenderinnen mit nur leichten Wechseljahresbeschwerden bestätigen die positive Wirkung einer Yamswurzel-Creme bei Östrogendominanz und den damit einhergehenden Beschwerden.

## Tipp: Die Lichtwurzel

In vielen Ländern dient die Yamswurzel auch als essbares Nahrungsmittel. Die Lichtwurzeln (Dioscorea batata), eine Gattung der Yamswurzel, sind ebenfalls reich an Diosgenin. Lichtwurzeln erhalten Sie frisch in ausgewählten Bioläden oder im Bioversand. Sie wird sogar auch in Deutschland angebaut und kann roh als Beilage verzehrt werden.

# Homöopathie und andere Alternativmedizin

Die Schatzkiste der sogenannten Komplementärmedizin ist reich gefüllt. Bedienen Sie sich und nützen Sie das Wissen für sich und Ihr individuelles Wohlbefinden!

## Wie hilft die Homöopathie?

Die Wirkungsweise der Homöopathie beruht auf dem Ähnlichkeitsprinzip, das der Begründer der Homöopathie, Samuel Hahnemann, in dem Satz »Similia similibus currentur« zum Ausdruck brachte: »Ähnliches werde durch Ähnliches geheilt.« Dieser Grundsatz basiert auf der Annahme, dass jeder materiellen Substanz auch eine geistige Information zugrunde liegt.

Der Homöopath macht sich bei der Behandlung auf die Suche nach einem Heilmittel, das in etwa dem Beschwerdebild des Kranken entspricht, den verschiedenen Krankheitssymptomen also ähnlich ist. Über die Gabe einer homöopathischen Substanz versucht der Homöopath, die »Verstimmung des Lebenskräfte-Waltens« auszugleichen. Wurde das entsprechende homöopathische Mittel herausgefunden, so passt dieses »Simile« wie ein Schlüssel ins Schlüsselloch. Das Simile gibt dem Organismus einen Impuls weiter und regt dadurch die Selbstheilungskräfte an. Das Ziel der homöopathischen Behandlung ist immer die Wiederherstellung eines harmonischen Energieflusses zwischen der körperlichen, geistigen und seelischen Ebene.

Zum homöopathischen Medikament kann jeder beliebige in der Natur vorkommende Stoff gemacht werden. Üblicherweise verwendet die Homöopathie Stoffe aus dem Mineral-, Pflanzen- oder Tierreich. Den Ausgangsstoff für die homöopathische Aufbereitung nennt man Urtinktur. Diese erhält man, indem die festen Substanzen des Ausgangsstoffes entweder mit einem Mörser zerkleinert oder zerhackt bzw. fein geschnitten und dann in Alkohol gelöst werden. Flüssige Substanzen, wie zum Beispiel Schlangengift, Pflanzenöle oder der Saft von Früchten, bilden die Urtinktur.

Die Herstellung eines homöopathischen Medikamentes ist ein langwieriger und aufwendiger Prozess. Als Hahnemann seine ersten Versuche mit der Homöopathie machte, hatte er keine maschinellen Hilfsmittel, und er verschüttelte oder »dynamisierte« die entsprechenden Potenzen mit der Hand. Je nach Art der Potenzierung musste er zur Herstellung des Medikamentes für jeden Potenzierungsvorgang das Fläschchen zehn- oder hundertmal auf eine mit Schweinsleder gepolsterte Unterlage schlagen. Bei diesem Prozess wird der materielle Anteil der Urtinktur von Potenzierungsschritt zu Potenzierungsschritt immer geringer. Im gleichen Maße, wie sich die materielle Gebundenheit in der Flüssigkeit löst, kann die geistige Information, die der Urtinktur zugrunde liegt, an deren Stelle treten. Interessant ist, dass die homöopathischen Arzneien jenseits der C12 oder D23 kein Molekül des Ausgangsstoffes enthalten. Ein homöopathisches Mittel wird nach den Richtlinien des »Allgemeinen Homöopathiebuches«, AHB, hergestellt:

1 Teil der Urtinktur wird mit 9 Teilen Alkohol aufgefüllt und dann 10-mal geschüttelt. Das Ergebnis ist die D1. Das D steht für Dezimalpotenz. Nun nimmt man 1 Teil der D1 und reichert diesen ebenfalls mit 9 Teilen Alkohol an, versetzt dieser Mischung 10 Schüttelschläge, und man erhält die D2. Dieser Vorgang wird so lange wiederholt, bis die gewünschte Potenz, z. B. D12, erreicht ist. Das gleiche Prozedere findet auch bei den C-Potenzen (von Centesimal)

statt. Hier werden allerdings 99 Teile Alkohol dazugegeben und 100-mal pro Potenzierungsschritt geschüttelt. Die Potenzierung der homöopathischen Mittel führt auch bei praktizierenden Homöopathen immer wieder zu kontroversen Diskussionen. Während sich die schulmedizinisch orientierten Homöopathen eher mit den niedrigen D-Potenzen ihr wissenschaftliches Weltbild erhalten, verordnen die Anhänger der klassischen Homöopathie gerne hohe C- und LM-Potenzen. Als Faustregel für die Verabreichung von hohen oder niedrigen Potenzen bei der Selbstbehandlung gilt jedoch: Je körperlicher das Symptom ist, desto tiefer die Potenz.

Begeben Sie sich in die Praxis eines erfahrenen Homöopathen.

# Bewährte homöopathische Mittel

## Calcium carbonicum Hahnemanni

Bei Schwitzen, Neigung zu Wassereinlagerungen, emotionaler Labilität

## Cimicifuga

Wenn die Monatsblutung noch unregelmäßig kommt; bei Hitzewallungen, Gelenkbeschwerden, Kopfschmerzen, Stimmungsschwankungen

## Lachesis

Wenn die Monatsblutung noch unregelmäßig kommt; bei Hitzewallungen mit anschließendem Frieren, rotem Gesicht, Migräne

## Sepia

Bei depressiven Verstimmungen, Erschöpfung, Hitzewallungen, Gebärmuttersenkung

# Homöopathische Komplexmittel

Von unterschiedlichen Pharmaherstellern werden verschiedenartige homöopathische Mittel angeboten. Es gibt Einzelmittel, die Monopräparate und die Kombinationspräparate. Ein homöopathisches Kombinationspräparat entspricht nicht dem eigentlichen Grundgedanken der Homöopathie, da hier verschiedene Substanzen in einem Medikament vermengt werden, oft in verschiedenen Potenzierungsstufen. Allerdings gehen jeder dieser »Kompositionen« tief greifende naturheilkundliche Erkenntnisprozesse voraus. In der anthroposophischen Medizin trifft man häufig Komplexmittel an, deren Kompositionen zum Teil noch auf den Begründer der Anthroposophie, Rudolf Steiner, zurückgehen. Diese Medikamente werden so verstanden, dass sie synergistisch wirken – wie ein Orchester. Jeder einzelne Spieler ist unabkömmlich und macht das Orchester aus. Auch für den Laien sind Komplexmittel oft Erfolg versprechend in der Anwendung, da sich diese Kombinationen in der täglichen Praxis immer wieder bewährt haben und gezielt gegen verschiedene Beschwerden in den Wechseljahren ausgerichtet sind. Einige wichtige und häufig verordnete Komplexmittel für die Wechseljahre möchte ich hier vorstellen:

## Aurum/Apis regina comp. (von Wala)

Bei klimakterischer Stimmungslabilität, nervöser Erschöpfung und kognitiven Störungen

## Cimicifuga comp. (von Weleda)

Lindert Hitzewallungen und Kreislaufstörungen

## Klimaktoplant N (von DHU)

Bei Hitzewallungen, Einschlaf- und Durchschlafstörungen sowie Stimmungsschwankungen

### Phytocortal N (von Steierl)

Fördert die sanfte Stimulation der Nebennierenrinde zu einer gesteigerten Bildung von körpereigenen kortisonartigen Verbindungen

### Sambucus comp. (von Wala)

Bei klimakterischen Störungen mit Hitzewallungen und Nachtschweiß

### Sepia comp. (von Weleda)

Bei seelischer Verstimmung, Gereiztheit und Hitzewallungen

## Schüßler-Salze

Heutzutage gehören die Schüßler-Salze zu den am meisten angewendeten Naturheilmitteln unserer Zeit. Das liegt sicher daran, dass sich das leicht überschaubare System mit 27 Mitteln gut zur Selbstmedikation eignet. Der Oldenburger Arzt Dr. Wilhelm Heinrich Schüßler entdeckte Ende des 19. Jahrhunderts die große Bedeutung von Mineralsalzen und Spurenelementen: Jede einzelne Körperzelle benötigt zum Funktionieren bestimmte lebensnotwendige Mineralstoffe. Mit seinen Forschungen wies Dr. Schüßler 12 Mineralsalze, die in natürlicher Weise im Körper vorkommen, in den Organen nach, welche Aufgaben sie haben und welche Beschwerden mit Mineralstoffstörungen einhergehen. Zu den 12 Basissalzen sind weitere 15 Ergänzungssalze hinzugekommen. Natürlicherweise sind Mineralsalze Bestandteile unserer Zellen und für deren Funktionieren unentbehrlich. Selbst wenn ausreichend Mineralstoffe in der Nahrung enthalten sind, gelangen sie aus bestimmten Gründen manchmal nicht dorthin, wo sie gerade benötigt werden. Um nun eine solche Verteilungsstörung zu beseitigen, bereitete Dr. Schüßler die »12 Salze des Lebens« so auf, dass sie für die Körperzellen zugänglich (bioverfügbar) sind und somit die biochemischen Abläufe wieder normalisieren können. Sind die kleinsten Einheiten im Körper nicht im Gleichgewicht, kann es zu Fehlreaktionen und schließlich zu Beschwerden kommen.

Um dem Körper die Salze in einer geeigneten Form zuführen zu können, wandte der homöopathisch bewanderte Dr. Schüßler das Prinzip der Potenzierung an. Dieser spezielle Verdünnungsprozess ermöglicht es, die Mineralsalze für die menschliche Zelle aufzuschließen. In der Behandlung von Wechseljahresbeschwerden gibt es wichtige Schüßler-Salze:

## Nr. 1 Calcium fluoratum D12

Reguliert und harmonisiert den Hormonhaushalt; wird verabreicht bei Gelenkschmerzen und Blasenschwäche

## Nr. 3 Ferrum phosphoricum D12

Harmonisiert Hormonschwankungen, besänftigt Hitzewallungen und hilft bei Müdigkeit und Konzentrationsschwäche

## Nr. 7 Magnesium phosphoricum D6

Besonders das Schüssler Salz Nr. 7 ist in den Wechseljahren unverzichtbar, verlieren Frauen mit Hitzewallungen doch sehr viel Magnesium über den Schweiß. Das Schüßler-Salz Nr. 7 erleichtert die Magnesiumaufnahme und harmonisiert Hormonschwankungen; wirkt entkrampfend und entspannend. Kann Kopfschmerz und Migräne lindern. Hilfreich ist es, Nr. 7 am Abend für einen entspannten Schlaf als »Heiße 7« einzunehmen: 10 Tabletten in einem Glas heißen Wasser auflösen und schluckweise trinken.

## Nr. 8 Natrium chloratum D6

Wenn es zu heftigen Hitzewallungen mit viel Schweiß kommt; bei trockenen Schleimhäuten

### Nr. 11 Silicea D12

Wenn der Schweiß sehr sauer riecht; bei Hitzestau und Wallungen im Kopf

## Die Kraft chinesischer Heilpilze

In der TCM zählen die Heilpilze zu einer der wichtigsten Arzneimittelgruppen. Mittlerweile hat sich die Mycotherapie auch im Westen etabliert. Unter den Pilzen gibt es herausragende »Heiler«, die auch bei Wechseljahresbeschwerden helfen können. Die richtige Auswahl von Heilpilzen – die auch kombiniert eingenommen werden können – sollte man aber einem erfahrenen Mycotherapeuten überlassen:

### Cordyceps sinensis

Soll bei einem erniedrigten Östrogenspiegel die Produktion von Östradiol anregen sowie die Hormonproduktion in der Nebennierenrinde. Als Side Effect sorgt Cordyceps für gute Stimmung und entspannt.

### Reishi

Neben einer Vielzahl von positiven Effekten auf die Gesundheit wirkt der Reishi-Pilz stärkend auf hormonbildende Drüsen und unterstützt so die Hormonbildung. Zudem hat er einen entgiftenden Effekt auf die Leber und fördert die Ausleitung von Hitze.

# Die Wechseljahre aus der Sicht Hildegard von Bingens

*von HP Margarete Samberger, PTA, Klösterl-Apotheke München*

»Die Äbtissin, Heilkundige und Mystikerin Hildegard von Bingen erwarb durch ihre visionäre Gabe ein umfangreiches Wissen über Körper, Seele und Geist. Basierend auf einem christlichen Weltbild vereinte sie die Pflanzenheilkunde mit gesunder Lebensführung, Fastenregeln und spiritueller Psychotherapie zu einer ganzheitlichen Heilmethode. In der Tradition der Elemente- und Säftelehre beschreibt Hildegard von Bingen vier weibliche Konstitutionstypen, entsprechend den Säften Blut, Phlegma (zähfließender Schleim), gelbe und schwarze Galle. Geraten die vier Körpersäfte in ein Ungleichgewicht, hat dies unterschiedliche Auswirkungen auf den Körper, aber auch auf Stimmungen und Gemütszustände. Wir wissen heute, dass gesunde Ernährung und ein maßvoller Lebensstil einen Großteil der sogenannten Zivilisationskrankheiten positiv beeinflussen können. Indem wir die eigenen Schattenseiten – bei Hildegard von Bingen auch Laster – erkennen und sie durch heilende Schutzfaktoren, die positiven Tugenden, ausgleichen, stabilisieren wir die seelischen Abwehrkräfte.

Hildegard von Bingen schreibt: ›Das Blut der Frau ist mehr mit Schleim durchsetzt als das des Mannes, da sie offen, gefenstert und windreich ist. Daher sind die Elemente in ihr auch wirksamer.‹

Die Menstruation betrachtet Hildegard von Bingen als notwendigen reinigenden Abfluss und kennt Rezepte bei schmerzhafter, zu starker oder zu schwacher Monatsblutung. Bei Beschwerden mit der Menopause finden wir bei Hildegard von Bingen Heilpflanzen mit entgiftender und ausscheidungsfördernder Wirkung.

Ein Universalmittel bei Hormonregulationsstörungen ist eine Mischung aus Hirschzungenfarn, Zimt und langem Pfeffer, in Wein mit Honig abgekocht. Dieses Elixier verhilft zu einer vermehrten Sekretion aller Drüsen und durch die Scharfstoffe im langen Pfeffer zu einer verbesserten Durchblutung.

Gegen lästige Hitzewallungen hat auch Hildegard von Bingen bereits den Salbei beschrieben, gemischt mit Hirschzungenfarn, Primel und Mariendistel, und als Tee oder Tropfen angewendet, bringen diese Pflanzen Linderung.

Bei starken Blutungen beschreibt sie die Schafgarbe als hilfreiche Pflanze bei ›Wunden im Körperinneren‹.

Um die fehlende monatliche Reinigung durch die Menstruation zu ersetzen, beschreibt Hildegard von Bingen auch Schröpfanwendungen oder einen – maßvoll durchgeführten – Aderlass. Dieser wird nach genau beschriebenen Regeln nur zwischen dem 1. und dem 6. Tag nach Vollmond durchgeführt und erfordert drei Tage Diät.«

# Mikronährstoffe – unentbehrliche Helfer

Vitamine, Mineralstoffe, Spurenelemente, Fettsäuren, Aminosäuren, sekundäre Pflanzenstoffe ... All diese essenziellen Stoffe, die der Mensch mit der Nahrung aufnimmt, fallen unter den Überbegriff »Mikronährstoffe«.

## B-Vitamine

B-Vitamine sind gerade zum Stressabbau in den Wechseljahren unverzichtbar, der B-Vitamin-Komplex, wichtig für Energiestoffwechsel, Nerven- und Immunsystem. Er setzt sich aus acht verschiedenen essenziellen Vitaminen zusammen, die alle wasserlöslich sind, schnell ausgeschieden werden und deshalb regelmäßig über die Nahrung zugeführt werden müssen: Vitamin $B_1$ (Thiamin), Vitamin $B_2$ (Riboflavin), Vitamin $B_6$ (Pyridoxin), Vitamin $B_{12}$ (Cobalamin), Biotin, Folsäure, Niacin und Pantothensäure. Das Problem: B-Vitamine sind reichlich in den gleichen Nahrungsmitteln vorhanden, die wir aber eher meiden sollten wie beispielsweise, Rinder-, Schweine- oder Geflügelleber. Besonders oft kommt es daher bei Vegetariern und Veganern zu einem manifesten Mangel an Vitamin $B_{12}$. Für die Hormonregulation ist insbesondere Vitamin $B_6$ wichtig, wir finden es reichlich in Kartoffeln und Walnüssen.

## Eisen

Viele lebenswichtige Funktionen im menschlichen Körper hängen von einer ausreichenden Versorgung mit dem Spurenelement Eisen ab. Als Bestandteil des Blutfarbstoffs, dem Hämoglobin, und des Muskelfarbstoffs, dem Myoglobin, sorgt es für den Sauerstofftransport aus der Lunge ins Blut und in alle Organe, insbesondere jedoch in die Gehirn-, Herz- und Skelettmuskelzellen. Frauen mit Monatsblutung haben oft einen 50 Prozent erhöhten Eisenbedarf im Gegensatz zu Männern. Viele Frauen leiden in beginnenden Wechseljahren unter sehr starken und/oder lang anhaltenden Blutungen, und es kann schnell zum Eisenmangel kommen. Eine blasse Gesichtsfarbe und starke Müdigkeit, sprödes Haar und Nägel und erhöhte Infektanfälligkeit sind die möglichen Folgen. Natürliche gesunde vegane Eisenlieferanten sind Vollkorn, besonders Haferflocken, Hülsenfrüchte, allen voran Bohnen und Linsen, Kartoffeln, Trockenobst, Nüsse, Algen, Sesam, alle grünen Salate und Blattgemüse, Spargel, Karotten, Pilze und Lauch. Zwar nicht so empfehlenswert, aber mit hohem Eisengehalt ist Fleisch. Wer auf Tierisches verzichtet, sollte seine Eisenversorgung immer im Blick haben, denn einseitige Ernährungsweisen können hier einen Mangel verursachen.

## Schwarzbohne (Griffonia simplicifolia)

Die Samenextrakte der afrikanischen Schwarzbohne Griffonia enthalten reichlich L-5-Hydroxytryptophan (5-HTP), eine Aminosäure und direkte Vorstufe des Glückshormons Serotonin. In den Wechseljahren sinkt der Serotoninspiegel im Blut häufig ab, und 5-HTP wirkt genau auf die drei emotionalen Befindlichkeiten ein, die in den Wechseljahren oft auftreten: Stimmungsschwankungen, Depression, Angstzustände. Im Gegensatz zu L-Tryptophan, der Vorstufe de 5-HTP, wird bei Letzterem fast 100 Prozent zu Serotonin umgebaut. L-5-HTP ist in der Nahrung nicht zu finden und kann nur als Nahrungsergänzung eingenommen werden.

Auch auf den guten Schlaf hat es positive Auswirkungen, denn ein hoher Serotoninspiegel verspricht des Nachts auch einen hohen Melatoninspiegel. Da Griffonia zudem ausgleichend auf die Körpertemperatur wirkt, ist es sicherlich einen Versuch bei übermäßigen Hitzewallungen wert, wenn Sie ebenfalls unter den anderen oben genannten Beschwerden wie Stimmungsschwankungen und schlechtem Schlaf leiden. Und noch ein Plus: Ein hoher Serotoninspiegel wirkt sich regulierend auf Heißhungerattacken und ungezügelten Appetit aus, 5-HTP kann daher eine gute Unterstützung sein, wenn man abnehmen möchte.

## Jod

Jod ist ein essenzielles Spurenelement und wichtiger Baustein für die Schilddrüsenhormone. Auch für die Brustgesunderhaltung ist es wichtig. Es kommt nicht nur in Meeresfischen und Algen vor, auch Brunnenkresse, Knoblauch und jodhaltige Mineralwässer enthalten reichlich natürliches Jod. Kaliumjodat, wie es Speisesalzen zugeführt wird, kann nicht so gut vom Körper verwertet werden. Speisen, die mit zu viel industriellem Jodsalz gewürzt sind, stehen sogar im Verdacht, Beschwerden auszulösen. Jod aus natürlichen Quellen wirkt besser, weil unser Organismus Natürliches besser verstoffwechseln kann. Für eine Nahrungsergänzung eignen sich als gute Jodquellen Algen- und Seetang-(Kelp)-Präparate, die auch als Pulver, Flocken und Tee erhältlich sind.

### Tipp: Das Plus beim Kochen

Im Bioladen gibt es getrocknete Algen. Wenn Sie ein Suppe kochen, eine kleine Handvoll Algen zerkleinern und beigeben.

# Kalzium

Natürlich benötigen wir Kalzium für unsere Knochen, um einer Osteoporose vorzubeugen. Doch leider funktioniert es nicht so einfach, dass wir uns Kalziumtabletten zuführen und dann keine Osteoporose mehr haben. Denn dieses Kalzium kommt in den Knochen nicht an. Schlimmstenfalls wird es in unseren Blutgefäßen abgelagert, was zur Arteriosklerose und der Erhöhung des Herzinfarktrisikos führen kann – so die Ergebnisse einer Auswertung der *Women's Health Initiative*. Wichtig ist hier auch die gleichzeitige Gabe von Vitamin D, damit das Kalzium seinen Zielort überhaupt erreichen kann (→ Seite 131). Doch allen voran ist ein ausbalancierter Hormonstatus für die Einlagerung von Kalzium in den Knochen wichtig, und endlich wurde wissenschaftlich belegt, dass es die Milch eben doch nicht macht (→ Seite 96).

Viel Kalzium finden wir in grünem Gemüse (vor allem Grünkohl, Brokkoli, Spinat) und Nüssen (besonders Haselnüssen), Pistazien und Pinienkernen sowie in manchen Obstsorten, etwa Birnen, Feigen, Johannisbeeren und Pflaumen. Auch Vollkorngetreide, Hülsenfrüchte und Fisch und Sangokorallen enthalten reichlich Kalzium. Bei Mineralwasser gibt es starke Schwankungen, hier sollte man die Etikettenangaben prüfen.

## Kalzium aus der Sangokoralle

Es gilt als Kalzium, das besonders gut bioverfügbar ist, und kommt natürlicherweise in der japanischen Sangokoralle im Verhältnis 2:1 zu Magnesium vor. Das Pulver der Sangokoralle ist basisch, da es noch 70 weitere Mineralstoffe enthält, die nicht nur unseren Knochen guttun, sondern zudem einer Entsäuerung entgegenwirken können. Umweltbewusste Hersteller zerstören keine Korallenriffs, sondern nehmen nur abgebrochene Korallenstücke, die auf dem Meeresboden gefunden werden.

Zudem werden die Chargen auf Radioaktivität geprüft (beim Kauf darauf achten). Das Hauptvorkommen der Sangokoralle ist übrigens nahe Okinawa. Dort leben weltweit die meisten Hundertjährigen!

## L-Tryptophan

Es ist eine natürliche Aminosäure und Vorstufe, aus der im nächsten Schritt 5-HTP und danach Serotonin gebildet wird. Ein niedriger Serotoninspiegel kann Depression und Schlafstörungen nach sich ziehen. Steigt der Tryptophanspiegel an, wird auch mehr Melatonin gebildet, das den Schlaf und kognitive Fähigkeiten verbessern kann.

Wer nachhaltig den Serotoninspiegel erhöhen möchte, sollte jedoch 5-HTP (→ Griffonia, Seite 121 f.), bevorzugen, da Tryptophan als Nahrungsergänzung zwei Schritte zur Umwandlung zum Serotonin benötigt und zudem auch noch andere Mikronährstoffe in ausreichenden Mengen dafür vorhanden sein müssen.

Wer den Serotoninspiegel natürlicherweise anheben möchte, sollte bestimmte Nahrungsmittel in seinen täglichen Ernährungsplan miteinbauen, denn L-Tryptophan kommt als Protein in vielen Lebensmitteln vor, in sehr viel Fleisch- und Fischsorten, aber reichlich auch in Cashewkernen, Haselnüssen, Walnüssen, Mandeln, Haferflocken, Dinkel, Kichererbsen, Linsen, Bohnen, Bananen und Avocados.

## Maca (Lepidium meyenii)

Es gibt verschiedene Sorten der Macawurzel. Das gelbe Maca wirkt am stärksten auf die Hormonregulation ein und wird daher auch als Frauen-Maca bezeichnet. Die gelbe Maca-Wurzel enthält viel

Kalzium, Kalium, Magnesium, Eisen, Jod, Phosphor, Zink sowie essenzielle Fettsäuren, Proteine und Ballaststoffe. Extrakte aus der Inka-Wurzel haben klinischen Studien zufolge einen hormonbildenden Effekt. Zudem wirkt sich das Andengewächs positiv auf Leistungsfähigkeit, Stimmung und Libido aus. Eine placebokontrollierte Studie aus dem Jahr 2005 bestätigt, dass bei der Einnahme von zwei Kapseln täglich à 500 Milligramm eine signifikante Veränderung des Hormonhaushaltes festgestellt wurde.

Maca soll sich vor allem auf eine Harmonisierung der Östrogendominanz positiv auswirken. Eine Mindesteinnahmezeit von rund acht Wochen sollte einkalkuliert werden, um von dem hormonell ausgleichenden Langzeiteffekt profitieren zu können. Macapulver kann in Kapselform zu den Mahlzeiten eingenommen oder als Pulver in Smoothies und andere Getränke gerührt werden.

### Tipp: Experimentieren Sie!

**Macapulver lässt sich sehr gut in jeden Smoothie oder Frischpresssaft als Ingwerersatz mischen. Es hat eine leicht scharfe senfähnliche Geschmacksnote, die zu vielen Rezepten gut passt!**

## Magnesium

Magnesium unterstützt die Tätigkeit der Muskeln und des Stoffwechsels und ist in jedem Zelltyp vorhanden. Wichtig ist es auch für den Knochenstoffwechsel und für die Absorption des Vitamins $D_3$. Magnesium kommt natürlicherweise in Mineralwässern, Naturreis, Soja, Weizen und in vielen Gemüsen und Nüssen vor. Besonders reich an Magnesium sind unter anderem Brokkoli und Löwenzahnsaft.

Kribbeln, Taubheitsgefühle, Herzrhythmusstörungen und Wadenkrämpfe können Zeichen des Körpers sein, dass es an Magnesium mangelt.

Über den Schweiß verlieren wir besonders viel Magnesium. Wer schweißtreibenden Sport macht oder unter Hitzewallungen mit starker Schweißbildung leidet, sollte unbedingt an die Magnesiumversorgung denken. Mehr noch, eine amerikanische Studie mit Frauen im Alter von 33 bis 78 Jahren, die nach Brustkrebs an Hitzewallungen litten, nahmen in der ersten Woche 400 Milligramm Magnesium (die empfohlene Tagesdosis für Frauen liegt bei 300 Milligramm) ein. Dies hatte noch keinen Einfluss auf die Hitzewallungen. In der darauffolgenden Woche wurde die Dosis auf 2 x 400 Milligramm verdoppelt. Nach vier Wochen war die Häufigkeit der Hitzewallungen um fast auf die Hälfte reduziert. Der Gesamtwert, der sich aus Häufigkeit und Intensität zusammensetzte, verbesserte sich bei drei Viertel der Frauen um mehr als 50 Prozent. Bekannt ist allerdings nicht, auf welche Weise Magnesium Einfluss auf die Hitzewallungen nimmt. Wissenschaftler nehmen an, dass Magnesium das Serotonin-Noradrenalin-Gleichgewicht im Gehirn positiv beeinflusst, welches bei der Entstehung von Hitzewallungen eine Rolle spielen kann.

## Moringa (Moringa oleifera)

Der ursprünglich aus Indien stammende Meerrettichbaum gilt bei vielen Anwendern als wahrer Wunderbaum und soll die nährstoffreichste Pflanze sein, da in Blättern, Früchten und Samen eine riesige Palette an gesundheitsfördernden Inhaltsstoffen enthalten ist. Neben Mineralstoffen wie Kalzium sowie 18 Aminosäuren findet man auch rund 50 antioxidative Stoffe sowie Phytoöstrogene, vor allem Isoflavone und das Pflanzenhormon Zeatin. Moringa-Nahrungsergänzungen sind als Blattpulver, in Kapselform und als Pressling erhältlich. Bitte beachten Sie jedoch, dass die Wirkweise von Moringa östrogenassoziiert ist, und fragen Sie Ihren Behandler, ob die Einnahme für Sie indiziert ist.

## Nachtkerzenöl

Die Nachtkerze, im Volksmund auch Schinkenwurz genannt, soll alten Sprichwörtern zufolge eine wahre Powerpflanze sein: Ein Pfund Nachtkerzensamen soll so viel Kraft geben wie ein Zentner Ochsenfleisch ...

Aus den Samen der gelb blühenden Nachtkerze wird ein Öl hergestellt, das die gesundheitsfördernden Fettsäuren Linolsäure und Gamma-Linolsäure enthält. Letztere wird im Körper zu Gewebshormonen und Prostaglandin E1 – einem hormonähnlichen Botenstoff – umgewandelt, der die Bildung von weiblichen Geschlechtshormonen ankurbelt. Nachtkerzenöl wirkt allgemein regulierend bei hormonellen Beschwerden. Ihm wird sowohl ein östradiol- als auch ein progesteronassoziiertes Wirkspektrum nachgesagt. Darüber hinaus hat Nachtkerzenöl eine beruhigende und feuchtigkeitsregulierende Wirkung auf irritierte Haut. Es ist in Kapselform erhältlich.

## Omega-3-Fettsäuren

Sie enthalten den Entzündungshemmer Eicosapentaensäure (EPA). Omega-3-Fettsäuren sind besonders reichlich in Wildfisch wie Lachs, Makrele, Hering oder Thunfisch enthalten. Die Betonung liegt hier tatsächlich auf Wildfisch, Zuchtlachs enthält kaum Omega-3-Fettsäuren. Ein Zuviel an Meeresfischen tut uns aber nicht gut, da sie Schwermetalle und Plastik enthalten können. Wenn Sie gern Fisch essen, setzen Sie auf kleine Fische. Besonders die großen Meeresfische wie Thunfisch sind sehr belastet. Und dies gilt leider häufig auch für die viel gepriesenen Fischölkapseln, denn auch sie können Schwermetalle enthalten, die möglicherweise sogar die Blut-Hirn-Schranke durchbrechen können. Im Handel gibt es heutzutage eine bessere Variante, Fischölkapseln aus Algen. Setzen Sie alternativ auf Leinöl, denn der Organismus kann aus der pflanzlichen alpha-Linolensäure (Omega-3-Fettsäure) auch die höherwertigen Omega-3-Fettsäuren Eicosapentaen- (EPA) und Docosahexaensäuren (DHA) herstellen. Außer der Erhöhung positiver Effekte auf unsere Arterien unterstützen die mehrfach ungesättigten Fettsäuren zudem die kognitiven Funktionen und können Depression lindern – eine ideale Kombination in den Wechseljahren.

### *Tipp: Gesund im Salat*

**Geben Sie zum Olivenöl einen Schuss Leinöl in die Salatsoße, oder streuen Sie eine Handvoll Leinsamen über Ihren Salat – für den täglichen Gesundheitskick.**

## SAM-e

SAM-e (S-Adenosylmethionin) ist die aktive Form der Aminosäure Methionin, die die Balance depressionsrelevanter Botenstoffe im Gehirn fördert. Normalerweise stellt unser Körper die benötigten Mengen an SAM-e selbst her, in der Nahrung ist es kaum zu finden. SAM-e regt bestimmte Neurotransmitter an und sorgt so für ein ausgewogenes Verhältnis der »Glückshormone« Dopamin und Serotonin.

### Wichtig: bei Depressionen

Depressive Verstimmungen, vorübergehende Niedergeschlagenheit und Antriebslosigkeit, dieses Wechselbad der Gefühle tritt häufig in den Wechseljahren auf. Die Mikronährstoffmedizin hat zwar einiges zu bieten, wenn es um die Balance unserer Botenstoffe im Gehirn geht, wenn Sie jedoch unter einer manifesten Depression leiden, sollten Sie sich nicht selbst behandeln, sondern unbedingt therapeutischen Rat einholen.

## Spirulina

Spirulina ist eigentlich keine richtige Alge. Ihre Zellen besitzen keinen Zellkern, der Organismus gehört eigentlich zu den sogenannten Blaubakterien. Auch kann man Spirulina nicht eindeutig den Meerwasser- oder den Süßwasseralgen zurechnen. Spirulina lebt in extrem basischen Gewässern mit pH-Werten zwischen 8 und 10, in denen keine andere Alge überleben könnte. Auch braucht sie intensivste Sonneneinstrahlung, um gut zu gedeihen. Man findet sie ursprünglich in den Sodaseen der Tschadregion in Afrika oder im Texcoco-See in Mexiko. Das getrocknete Spirulinapulver enthält bis zu 70 Prozent (!) hochwertiges Eiweiß mit nahezu allen essenziellen Aminosäuren. Weitere Vorzüge von Spirulina sind der hohe Anteil an blutbildendem Chlorophyll und Eisen, große Mengen an Vitamin A, Vitamin-B-Komplex, Vitamine E, F, H und K, und viele Mineralien, besonders Kalzium und Phosphor, die den Knochenaufbau fördern. Spirulina liefert daher so allerlei Mikronährstoffe, die gerade auch in den Wechseljahren benötigt werden.

Zudem bindet sie Schwermetalle im Körper und entgiftet. Eine Anreicherung mit Schwermetallen kann auch als ein Co-Faktor bei starken Hitzewallungen beteiligt sein. Ebenso eine Strahlenbelastung. Auch hier hilft Spirulina, da sie sowohl Schwermetalle als auch radioaktive Isotope an sich binden kann.

Spirulina enthält darüber hinaus reichlich Gamma-Linolensäure GLA, die sonst nur in der Muttermilch und im Nachtkerzenöl vorkommt. Der Organismus kann daraus Prostaglandin E1 herstellen, das eine ausgleichende Wirkung auf den Hormonhaushalt hat. Spirulina gibt es als Pulver und als Presslinge. Der mediale Heiler Anthony William empfiehlt Spirulina aus Hawaii. Auch wenn Spirulina keine typische Indikation zu Hitzewallungen hat, berichten manche Frauen, dass sie durch die Einnahme weniger schwitzen.

## Vitamin C

Vitamin C, auch Ascorbinsäure genannt, ist ausnahmslos für alle Körperzellen wichtig. Bekannt als Kraftvitamin für unsere Immunabwehr vermag es aber noch viel mehr. Denn auch für die Bildung von Hormonen ist es unerlässlich. Als wichtiges Antioxidans kann Vitamin C auch als Prophylaxe vor Krebserkrankungen schützen. Die wichtigsten Quellen für Vitamin C sind Obst und Gemüse. Da der Vitamin-C-Gehalt bei der Lagerung sehr schnell abnimmt, ist die Frische eines Nahrungsmittels ein wesentlicher Faktor.

In der Zitrone ist das Vitamin recht gut konserviert, da es durch die Zitronensäure zusätzlich stabilisiert wird. Deshalb ist frisch gepresster Zitronensaft – der zudem eine basische Wirkung entfaltet – eine hervorragende Vitamin-C-Quelle. Es kommt jedoch auch in anderen Früchten oder Gemüsen in großen Mengen vor wie zum Beispiel in der Acerola-Kirsche, in Hagebutten und Sanddorn, aber auch in Brokkoli und Kohl.

Vitamin C ist auch ein bedeutender Gefäßschutzstoff, der zur Abdichtung der Kapillaren beiträgt. Es fördert die Heilung und Narbenbildung nach Verletzungen, hat cholesterinsenkende Effekte, sorgt für festes Zahnfleisch und straffe Haut und hat eine allgemein belebende Wirkung. Außerdem ist es ein wichtiger Radikalenfänger, der Körperzellen vor schädlichen Einflüssen bewahrt. In Kombination mit Zink, frühzeitig vor Erkrankungsausbruch eingenommen, gilt es zudem als effektive Prophylaxe gegen Infekte, was auch in Studien belegt wurde. In der Mikronährstofftherapie wird Vitamin C in sehr hohen Dosen auch intravenös verabreicht, etwa in der Therapie von Tumoren.

## Vitamin $D_3$

Vitamin $D_3$ ist in Wirklichkeit kein Vitamin, sondern ein Prohormon, also eine Hormonvorstufe. Mithilfe der UV-Strahlung (Sonnenlicht) und Cholesterin wird in der Haut das für den Organismus wirksame Vitamin D gebildet, man nennt es daher auch Sonnenvitamin.

Als Co-Faktor im Östrogenstoffwechsel sorgt es für die Aufnahme und den Einbau von Kalzium in die Knochen. Über die Hypophyse beeinflusst es die Hormonproduktion.

Sonnenlicht ist eine natürliche Vitamin-$D_3$-Quelle. Auch fetthaltiger Fisch, Avocado und Pilze enthalten es. Um einem Mangel vorzubeugen, ist es wichtig, sich täglich dem Sonnenlicht auszusetzen, eine halbe Stunde Spaziergehen ist optimal. Kombiniert mit Vitamin K kann das Vitamin $D_3$ besonders gut verstoffwechselt werden.

Es hat sich gezeigt, dass es häufig in der dunkleren Jahreszeit von November bis April zu einem manifesten Vitamin-D-Mangel kommt. In diesen Monaten nimmt häufig auch die saisonal abhängige Depression (SAD) zu. Vitamin D kann bei einer Blutuntersuchung im Labor bestimmt werden.

Insbesondere in den Wechseljahren ist es wichtig, ausreichend mit Vitamin D versorgt zu sein, da es einerseits die Hormonproduktion beeinflusst, andererseits auch antikanzerogen wirkt und für die Osteoporoseprophylaxe unentbehrlich ist. Buchautor und Hormonexperte Dr. Lee empfiehlt zur Osteoporosetherapie 10 000 IE Vitamin $D_3$ täglich. In der naturheilkundlichen Frauenheilkunde sind auch Vaginalzäpfchen mit hohen Vitamin-$D_3$-Dosen erhältlich. Sie werden verabreicht bei vaginaler Trockenheit, wiederkehrenden Vaginalinfektionen, schlechten Pap-Befunden, zur Rezidivprophylaxe, bei Progesteron-Mangelerkrankungen sowie in Kombination mit Östradiol bei Belastungsinkontinenz.

## Vitamin E

Das große Frauen-Schutzvitamin bewahrt uns vor vielen Angriffen der freien Radikale, die vermehrt durch große Hormonschwankungen produziert werden können und zellschädigend sind. Daher gilt Vitamin E auch als wichtiges Anti-Aging-Hormon. Zudem schützt es hormonproduzierende Drüsen wie Hirnanhangsdrüse, Thymusdrüse und Nebennierenrinde sowie Nerven und Herz. Fehlt Vitamin E, ist in jüngeren Jahren auch die Fruchtbarkeit beeinträchtigt. Natürliches Vitamin E ist besonders reich enthalten in Weizenkeimöl, und wir finden es reichlich in Sonnenblumenöl sowie in Salat, Gemüse wie Avocado und Süßkartoffeln. Auch Lachs und Garnelen enthalten es in größeren Mengen.

## Zink

Zink ist mit 1,4 bis 2,3 Gramm Anteil am Körpergewicht eines der am höchsten konzentrierten Spurenelemente im Organismus.

Zink verbindet sich mit Enzymen, Vitaminen, Eiweißstoffen oder Fettsäuren und sorgt für die notwendigen Voraussetzungen, sodass lebenswichtige Vorgänge und die Regulation unseres Stoffwechsels überhaupt erst in Gang kommen können.

Zink wird benötigt für die Gesundheit von Haut und Haar, für die Immunabwehr, für die Sehkraft, und es reguliert das vegetative Nervensystem. Es ist am Aufbau der Zellen beteiligt, wirkt gegen schädliche freie Radikale und arbeitet aktiv am Fettstoffwechsel mit. Besonders bei körperlicher Belastung ist die Stoffwechselaktivität des Organismus deutlich erhöht, sodass alle zinkgebundenen Vorgänge verstärkt ablaufen. Sportler und auch Menschen, die schwer körperlich arbeiten, sondern mit dem Schweiß vermehrt Zink ab. Außerdem konnte festgestellt werden, dass bei hoher körperlicher Belastung die Zinkausscheidung über den Urin deutlich erhöht ist.

Neben der geschlechterunspezifischen Wirkung spielt Zink eine besonders wichtige Rolle in Sachen Frauengesundheit. Zink gilt als Schlüsselfaktor im Stoffwechsel der Geschlechtshormone. Es nimmt Einfluss auf die Produktion von Hormonen aus der Hirnanhangsdrüse, die uns Auftrieb und Motivation geben. Ebenso sind die Gonadotropine zinkabhängig: Diese Hormone der Hirnanhangsdrüse steuern über die Geschlechtshormone die Entwicklung der körperlichen Geschlechtsmerkmale. Sie sind außerdem zuständig für die Steuerung des weiblichen Zyklus und das Reifen von befruchtungsfähigen Eiern in den Eierstöcken. Bei Zinkmangel kann es in Folge auch zu einem Progesteronmangel und Zyklusstörungen kommen, was auch die Fruchtbarkeit einschränken kann.

Selbst schöne Nägel, Haut und Haare sind zinkabhängig. Als Bestandteil strukturbildender Proteine ist Zink daher wesentlich am Aufbau von Haaren und Fingernägeln beteiligt. Wenn die Haare stumpf und dünn und die Fingernägel brüchig werden oder es gar zu Haarausfall kommt, ist eventuell eine Zinkmangelversorgung eine mögliche Ursache. Auch ein frühzeitiges Ergrauen der Haare kann mit einer schlechten Zinkversorgung der Haarwurzeln zusammenhängen.

Ausreichend Zink kann dem Körper durch die Nahrungsaufnahme oder in Form von Zinkpräparaten zugeführt werden. Zink wird nicht im Körper gespeichert und muss dennoch Tag für Tag jeder Körperzelle zur Verfügung stehen. Es ist in fast allen Lebensmitteln in unterschiedlich hoher Konzentration enthalten. Dabei kann der Körper das an tierisches Eiweiß gebundene Zink besser aufnehmen als das Zink aus Pflanzen. Veganer, die neben Fleisch auf Milch- und Käseprodukte sowie Fisch verzichten, sollten ein besonderes Augenmerk auf die Zinkversorgung legen. Die Hitliste zinkhaltiger vegetarischer Lebensmittel führen an: Kürbiskerne, Cashewnüsse, Kichererbsen, Pilze, Joghurt und Kefir, Spinat und Kokosnuss. Mehr dazu auch in meinem Buch »Multitalent Zink«, erschienen im Mankau Verlag.

# Superfood für Frauen – hormongesund essen

In der Ernährungswelt tauchen immer wieder klangvolle Namen wie auch »Superfood« auf. Doch oftmals weiß man gar nicht so genau, was sich dahinter verbirgt. Unter Superfood versteht man einfach Nahrungsmittel, die mehr »können«, als uns nur satt zu machen. Superfoods sind natürliche, cleane, pure Lebensmittel, die sich durch ihre Fülle an Mikronährstoffen wie Mineralstoffe, Spurenelemente, Vitamine und sekundäre Pflanzenstoffe auszeichnen. Von bestimmten Nährstoffen weist ein Superfood mehr auf als herkömmliche Lebensmittel, daher wird ihm eine bestimmte Wirkung zugeschrieben.

Hier stimmt der berühmte Satz von Hippokrates in jedem Fall: »Ernährung sei deine Medizin!«

Ein Superfood muss nicht immer eine exotische Beere oder Wurzel sein, die man eben erst in den Urwäldern Brasiliens entdeckt hat, nein, gerade auch unter unseren heimischen Nahrungsmitteln gibt es wahre Superfrüchte: Sie können das Immunsystem und das Herz-Kreislauf-System stärken, die Darmfunktionen anregen, entzündungshemmend wirken und sogar die Hormone ausbalancieren.

Obst und Gemüse, Fette und Wurzeln sind besonders reich an hormonaktiven Inhaltsstoffen. Allen voran geht es hier um die Gruppe der sogenannten Phytoöstrogene und Phytoprogesterone. Phytoöstrogene kommen in vielen Nahrungsmitteln vor, man unterteilt sie in die Stoffgruppen Lignane, Isoflavone und Coumestane. Phytoöstrogene wirken ähnlich wie das Sexualhormon 17-Beta-Estradiol. Phytoprogesterone wirken in eine progesteronartige Richtung.

Allerdings ist die Wirkung der Pflanzenhormone natürlich weitaus schwächer als die unserer körpereigenen Hormone. Aber dennoch. Wenn Sie sich an den hormonaktiven Superfoods orientieren und täglich zirka drei davon verzehren, summiert sich natürlich auch die Wirkung. Sie brauchen also nicht zwei Kilogramm wilde Heidelbeeren pro Tag zu essen, sondern lassen sich überraschen, in wie viel verschiedenen und vor allem auch leckeren Nahrungsmitteln hormonaktive Substanzen stecken.

Hormonaktives Superfood – kombiniert mit weiteren Mitteln oder Anwendungen aus der Naturheilkunde: Damit können viele Frauen gut in die richtige Meno-Balance kommen. Nachfolgend für Sie die Hitliste der Superfoods mit hormonell wirksamen Inhaltsstoffen:

## Apfel

Unser regionales Superfood Nr. 1 ist der Apfel! In Deutschland isst heutzutage jeder jährlich rund 20 Kilogramm von der »Frucht der Erkenntnis«. Ursprünglich stammt der Apfel aus Mittelasien, rund 10 000 v. Chr. kannte man bereits den Holzapfel. Über die Handelsstraßen gelangte er dann zu Römern und Griechen, die ihn kultivierten. Heute ist der Apfel weltweit mit über 30 000 wilden und kultivierten Sorten verbreitet.

Neben Pektin, organischen Säuren und Gerbstoffen enthält er eine Fülle an Vitaminen sowie über 20 Mineralien. Der Apfel wirkt mit seinen Phytohormonen Beta-Sitosterol, Estrone, Tryptophan, Campesterol, Luteolin und Quercetin regulativ auf das gesamte hormonelle System und regt die gesunde Verdauung, Herz-Kreislauf- und Immunsystem an. Sicherlich kennen Sie den Spruch: »An apple a day keeps the doctor away!« Bevorzugen Sie Bioäpfel, und essen Sie die Schale mit, denn unter ihr befindet sich die größte Fülle an Mikronährstoffen.

### Tipp: Bei Nahrungsmittelunverträglichkeit

Sie tritt häufig als sogenannte »Kreuzallergie« bei Allergikern auf, die z. B. an Heuschnupfen leiden. Besonders schlecht vertragen werden die Sorten »Golden Delicious« und »Gloster«. Man fand heraus, dass ständig neue Züchtungen das Immunsystem reizen können. Bevorzugen Sie alte heimische Apfelsorten wie etwa »Freiherr von Berlepsch« oder »Weißer Klarapfel«. Auch die Sorten Pinova, Pilot oder »der Schöne von Boskop« besitzen weitaus weniger Allergene. Häufig werden Äpfel gut vertragen, wenn sie gedünstet, geschält, gerieben oder zu Mus verkocht wurden. Dann sind allergieauslösende Eiweißbausteine weitestgehend zerstört.

## Apfelessig

Fast alle Inhaltsstoffe des Apfels sind in ihm enthalten. Darüber hinaus ist er auch reich an Aminosäuren und Enzymen. Bio-Apfelessig besitzt eine große Palette an verschiedenen gesundheitsfördernden Effekten, besonders auf die Ausscheidungsorgane und zur Entschlackung. Die Erfahrungsheilkunde zeigt, dass das altbewährte Hausmittel Apfelessig die Intensität und Häufigkeit von Hitzewallungen lindern kann: Dazu in der Früh und am Abend vor den Mahlzeiten zwei Teelöffel Apfelessig auf ein Glas stilles Wasser geben, eventuell etwas Agavensirup zur Geschmacksverbesserung beifügen. Sie können aber auch Körperpartien, an denen Sie stark schwitzen, direkt mit Apfelessig einreiben: Apfelessig zieht die Schweißdrüsen zusammen, so wird weniger Schweiß produziert.

Zudem wirkt er gegen die Bakterien, die für die Geruchsbildung verantwortlich sind. Für eine ruhigere Nacht am besten vor dem Zubettgehen Apfelessigeinreibungen vornehmen, in der Früh duschen.

# Avocado

Bereits Azteken und Inkas kannten die Heilwirkung der Avocado. Avocado gilt als die Frauenfrucht schlechthin und soll auch als Aphrodisiakum wirken. Allein die Pflanzensignatur erinnert an eine Gebärmutter. Die Tropenfrucht enthält Ballaststoffe, Potassium und Magnesium, Vitamin B, C, E, K und Folsäure. Die ungesättigten Fette liefern entzündungshemmende Antioxidantien. Trotz des hohen Fettgehalts senkt die Avocado durch Mannoheptulose, eine spezielle Zuckersorte, den Blutzuckerspiegel und damit einhergehend die Insulinausschüttung. Hormonregulierend wirken die Phytohormone Beta-Sitosterol, Campesterol, Dopamin, Pyroxidin, Tryptophan. Avocadomus schmeckt lecker als Aufstrich zum Frühstück, eine Avocadomahlzeit ist aber auch abends ideal: Das enthaltene Tryptophan ist eine essenzielle Aminosäure, aus der der Organismus Serotonin und Melatonin herstellen kann.

# Brokkoli

Er ist hochgelobt wegen des Sulforaphans. Beim Verzehr von Brokkoli kommt es im Organismus zur Bildung der Substanz Indol-3-Carbinol (13C). Sie bietet nicht nur Schutz vor (Brust-)Krebs, sondern kann ihn auch bekämpfen. Auch als Prophylaxe vor Gebärmutterhalskrebs gibt es positive Studienergebnisse. Zudem regt Brokkoli die Bildung von DIM (3,3-Diindolylmethan) an. Eine Substanz, die entzündungshemmend und antikanzerogen wirkt. DIM unterstützt zudem die Produktion von freiem Testosteron, das sich leicht an Androgenrezeptoren anbinden kann. Testosteron benötigen auch Frauen. Es steht für Energie und Antriebskraft. Auch soll DIM die positiven Effekte von Östrogen erhöhen. Bedeutend ist neben Kalzium und Eisen auch der hohe Magnesiumanteil.

# Granatapfel

Schon in der griechischen Mythologie galt der Granatapfel als Symbol für die Fruchtbarkeit. Der Saft biologisch angebauter Granatäpfel mit seinem hohen Anteil an Vitaminen, Mineralstoffen, Spurenelementen und Polyphenolen gilt als natürlicher Radikalfänger. In-vitro-Studien bestätigen den Früchten des Baums der Aphrodite sogar eine günstige Wirkung bei verschiedenen Krebsarten. So sollen Granatapfelkerne oder auch fermentierte Granatapfelessenzen das Wachstum von Krebszellen selektiv hemmen, nicht aber das von gesunden Zellen. Die enthaltenen Phytoöstrogene Beta-Sitosterol, Estradiol und Estrone können einen Östrogenmangel kompensieren, wie in einigen Untersuchungen bestätigt wurde. Im Handel sind auch Granatapfelkapseln erhältlich. Besser und sehr lecker ist der frisch gepresste Saft.

Sollten Sie einen Türkeiurlaub planen, bekommen Sie Granatapfelsaft im Herbst täglich günstig und frisch gepresst an jeder Strandpromenade. Auch hierzulande ist der frisch gepresste und abgefüllte Muttersaft in Bioläden und türkischen Lebensmittelgeschäften erhältlich.

## Granatapfel-Smoothie

Granatapfelsaft eignet sich vorzüglich zum Mixen von Smoothies. Da frischer Granatapfel in der Wintersaison erhältlich ist, hier ein weihnachtlicher Smoothie:

### Sharon + Granatapfel

Ein Smoothie in den Weihnachtsfarben Gold und Rot, den Sie als Aperitif servieren können: Fruchtsäure lässt die Verdauungssäfte fließen, was unserem Wohlbefinden bei einem üppigen Menü durchaus zugutekommt.

Zutaten für zwei Portionen: 2 Sharonfrüchte, 1 Orange, 100 ml Granatapfelsaft.

Die Sharonfrüchte waschen und dünn abschälen. Die Stielansätze kreisförmig herausschneiden, die Früchte in Stücke schneiden und in den Mixer geben. Die Orange wie einen Apfel schälen und dabei alle weißen Häutchen und die Kerne entfernen. Zu den Sharonfrüchten geben und den Smoothie pürieren. In Gläser füllen. Den Granatapfelsaft in einem dünnen Strahl langsam zugießen, sodass sich Schlieren bilden.

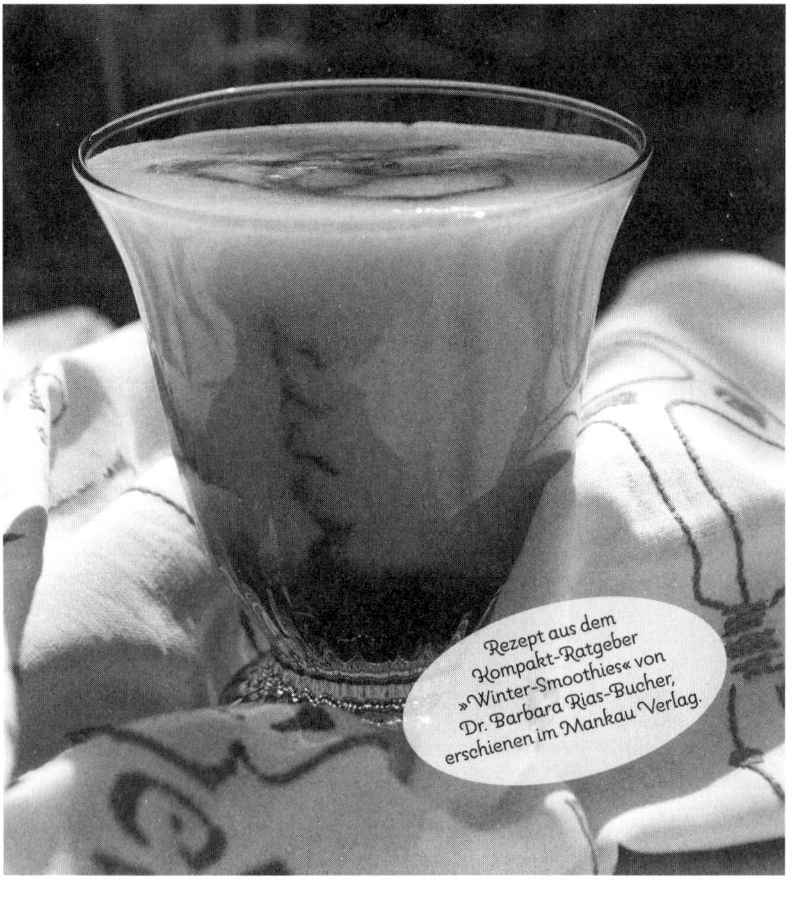
Rezept aus dem
Kompakt-Ratgeber
»Winter-Smoothies« von
Dr. Barbara Rias-Bucher,
erschienen im Mankau Verlag.

# Grünkohl

Grün ist die Hoffnung, und seit dem Smoothie-Boom steht Grünkohl wieder hoch im Kurs. Stoffe, die dem Winterkohl in der Kälte zum Überleben helfen, kurbeln auch unser Immunsystem an. So liefert er in einer Portion gleich den ganzen Tagesbedarf an Vitamin C und überrascht mit seinem enorm hohen Gehalt an antientzündlichem Vitamin E. Zudem besitzt er krebshemmende Stoffe und fördert die Entgiftung über den Darm. Die reichlich enthaltene Aminosäure L-Tryptophan ist wichtiger Baustein bei der Serotoninherstellung. Serotonin, bekannt als Glückshormon, das sich positiv auf unsere Stimmungslage und den Schlaf-Wach-Rhythmus auswirkt, ist ein wichtiger Mitspieler im Orchester aller Hormone.

# Gurke

Die Gurke ist ein ideales Fruchtgemüse in den Wechseljahren. Laut dem Ayurveda zählt sie zu den kühlend wirkenden Nahrungsmitteln. Sie besteht zu 95 Prozent aus Fruchtwasser, das in guter bioverfügbarer Form eine ganze Palette an Phytohormonen bereithält wie Beta-Sitosterol, Campesterol, Lupeol, Stigmasterol und Tryptophan. Zudem wirkt die Gurke entgiftend und kann auch bei Nieren- und Blasenbeschwerden unterstützen. Ein Gurken-Gazpacho im Sommer verspricht einen wahren Kühle-Kick.

## Gazpacho

Zutaten: 1 Salatgurke, 1 geschälte Knoblauchzehe, 1 kleiner Becher Joghurtersatz (z. B. Cashewnussjoghurt), Salz, Pfeffer, Olivenöl.

Die Gurke schälen und entkernen. Alle Zutaten in den Mixer geben und mit maximaler Geschwindigkeit pürieren. Im Kühlschrank kalt stellen. Zur Deko mit Minzblättern garnieren.

# Heidelbeeren, wilde

Über die Fülle der Inhaltsstoffe verfügt nur die wilde Heidelbeere, nicht die kultivierte. Sie erhalten wilde Heidelbeeren am besten getrocknet oder tiefgefroren.

Neben vielen Vitaminen und Gerbstoffen enthalten sie eine Fülle an hochantioxidativen sekundären Pflanzenstoffen aus der Gruppe der Anthocyanidine sowie reichlich Chrom und Mangan. Verschiedene Studien belegen – neben vielen weiteren positiven Effekten auf die Gesundheit – eine Verbesserung der kognitiven Leistungen, wenn täglich 375 Gramm der Beeren verzehrt werden. Die enthaltenen Anthocyanidine senken einen erhöhten Cholesterinspiegel. Ein ausgewogener Cholesterinspiegel mit dem richtigen Verhältnis von gutem (HDL-Cholesterin) und schlechtem Cholesterin (LDL-Cholesterin) ist äußerst wichtig für die Hormonproduktion, denn Cholesterin ist der Grundbaustein für die Bildung der Geschlechtshormone.

# Karotte

Regional, gesund und hormonaktiv: die Karotte. Sie ist reich an Beta-Karotin und Selen und liefert viele verschiedene Phytohormone wie Diosgenin, Beta-Sitosterol, Stigmasterol, Tryptophan, Campesterol, Scopoletin, Luteolin und Lupeol. Karotten enthalten Diosgenin, das ist die Vorstufe des Progesterons, wie es auch in der Yamswurzel enthalten ist. Die Karotte zählt mit Spargel zu dem einzig heimischen Gemüse mit hohem Diosgenin-Gehalt (auch Bockshornklee hat z. B. reichlich davon), das progesteronartig wirkt. Fügen Sie beim Karottenverzehr immer etwas qualitativ hochwertiges Öl hinzu, sonst sind fettlösliche Vitamine wie Betacarotin für den Organismus nicht verfügbar.

## Orange Superheldin

Essen Sie abends Karottengemüse oder trinken Sie einen frisch gepressten Karottensaft, das wirkt einer Östrogendominanz entgegen. Zudem enthält die Karotte Tryptophan, das die Ausschüttung des Schlafhormons Melatonin unterstützt.

Der leckere Saft, zur Hälfte aus Äpfeln und Karotten gemacht, liefert einen Progesteronvorschuss und Phytohormone aus dem Apfel. Äpfel und Karotten in die Saftpresse geben und 1 Teelöffel Olivenöl für die fettlöslichen Vitamine beimischen. Wer mag, mischt noch 1 Messlöffel Sangokorallenpulver unter, das tut Nerven und Knochen gut!

# Kokosöl, kalt gepresst

Zur Vorbeugung gegen Demenz und Alzheimer löffeln wir es schon lange, aber auch bei Wechseljahresbeschwerden kann uns das kalt gepresste Kokosöl in vielerlei Hinsicht unterstützen. Es hilft bei der Absorption von Kalzium und Magnesium und fördert die Hormonproduktion. Die mittelkettigen Fettsäuren unterstützen zudem die gesunde Schilddrüsenfunktion. Das gesunde Fett enthält vor allem Laurinsäure.

Die Besonderheit: Sie muss nicht erst über die Verdauung aufgespalten werden, sondern wird auf direktem Weg in der Leber zu sogenannten Ketonkörpern verarbeitet. Es kommt nicht zu Fetteinlagerungen, sondern die Ketonkörper dienen direkt der Energiegewinnung in den Körperzellen. Im Gehirn agieren sie als alternative Energiequelle zum Zucker. Das gesunde Fett stärkt zudem das Immunsystem und wirkt gegen Keime. Auch auf Hormonproduktion und Hitzewallungen soll es einen positiven Effekt haben. Darüber hinaus kann es natürlich zur Körperpflege verwendet werden und auch als natürliches Gleitgel.

# Kurkuma

Als das gelbe Gewürz im Curry verwenden wir Kurkuma gern in der Küche. Seine Heilwirkung ist in Indien jedoch bereits seit über 4000 Jahren bekannt. Der Hauptinhaltsstoff Kurkumin wird besonders wegen seiner entzündungshemmenden Eigenschaften und seiner Wirkung aufs Gehirn geschätzt. Zudem enthält Kurkuma die hormon-aktiven Phytohormone: Beta-Sitosterol, Campesterol, Stigmasterol. Ideal, wenn Kurkuma bei den Mahlzeiten zusammen mit Omega-3-Fettölen (Leinöl) aufgenommen wird, so kann es noch besser absorbiert werden. Weil Kurkuma auch den Stoffwechsel anregt, ist das Gewürz gut zum Abnehmen. Wer nicht jeden Tag indisch essen möchte, kann natürlich auch Kurkumakapseln einnehmen.

### *Seed Cycling!*

Bei diesem neuen Ernährungstrend isst man die richtigen Samen zum richtigen Zeitpunkt. Wenn man keine (regelmäßigen) Blutungen mehr hat, empfiehlt es sich, im Wechsel von zwei Wochen Leinsamen und Kürbiskerne und dann Sonnenblumenkerne und Sesam zu verzehren. Die Samen werden dabei in der Küchenmaschine zerkleinert und zwei Esslöffel am Tag davon verzehrt. Bis die Wirkung eintritt, soll es einige Monate dauern – gesund ist es allemal!

# Leinsamen

Sie schmecken lecker nussig und können regelmäßig über den Tag verteilt einfach unters Essen gemischt werden. Die enthaltenen Lignane und Isoflavone wirken hormonaktiv und können einen nachweislich positiven Effekt bei Hitzewallungen haben. Leinsamen oder -öl ist zudem reich an den wertvollen Omega-3-Fettsäuren. Auch wer unter träger Verdauung leidet, profitiert von den kleinen Samenkörnern: Durch ihren Gehalt an unlöslichen Ballaststoffen wird die Durchgangszeit der Nahrung in der Darmpassage verkürzt. Zudem wird ein wasserunlöslicher Schleim abgesondert, der den Verdauungstrakt wie mit einer Schutzschicht mit Barrierefunktion auskleidet.

Der regelmäßige Verzehr von Leinsamen hilft auch vorbeugend bei verschiedenen Verdauungsbeschwerden wie Sodbrennen, Übelkeit oder Blähungen.

## Papaya

Die leckere Südfrucht wartet mit einem Gemisch aus mehreren Enzymen auf, Papain, Chymopapain und Papayalysozym, die die Eiweißverwertung in unserem Körper maßgeblich verbessern. Papaya enthält zudem die hormonaktiven Stoffe Beta-Sitosterol, Stigmasterol, Tryptophan und Campesterol. Sehr enzymreich sind auch die Papayakerne. In Indien kaut man die getrockneten Kerne, aber der pfeffrige Geschmack ist nicht jedermanns Sache. Ideal: Getrocknete Papayakörner einfach in die Pfeffermühle geben und als Speisewürze verwenden.

### *Soja mit Vorsicht genießen*

Aus der unscheinbar wirkenden Sojabohne werden die vielfältigsten Produkte gewonnen: Sojaflocken und Sojagranulat, Sojapaste (Miso), geräucherter, fester oder weicher Sojaquark (Tofu), Tempeh, Soja-Fleisch, Sojaöl sowie die würzige Sojasoße. In den 70er- und 80er- Jahren machte die Hülsenfrucht als Fleischersatz Karriere in der vegetarischen Ernährung

und in den letzten Jahren als isoflavonhaltige Arznei für Frauen in den Wechseljahren.
Neben hochwertigem Eiweiß, einem hohen Anteil an mehrfach ungesättigten Fettsäuren sowie Ballast- und Mineralstoffen, allen voran Magnesium, Kalzium und Kalium, aber auch Eisen, Selen und Folsäure, liefert die Sojabohne reichlich Carotinoide, mehrere B-Vitamine sowie Pantothensäure.
Große Mengen an Pflanzenhormonen enthält Soja in Form der Isoflavone Genistein, Daidzein und Formononetin. Studien zeigen auf, dass Soja-Isoflavone einen Einfluss auf den Hormonhaushalt nehmen. Ein Umstand, den man in Japan dem regelmäßigen Verzehr an Tofu zollt, denn dort gibt es kaum Wechseljahresbeschwerden. Allerdings gehen Wissenschaftler davon aus, dass dieser Effekt eintrat, weil sich Japanerinnen über die Ernährung bereits seit ihrer frühen Kindheit täglich bis zu 100 Milligramm Isoflavone zuführen. Hinzu kommt, dass Japaner kaum Fleisch essen, auch das kann einen positiven Effekt auf Wechseljahresbeschwerden haben.
Heutzutage wird der Verzehr von Sojaprodukten jedoch kontrovers diskutiert, auch als Fleischersatz. Rohstoffe werden vorwiegend aus den USA, Brasilien und Argentinien importiert – Länder, in denen fast ausschließlich genmanipuliertes Soja angebaut wird. Wenn Sie Nahrungsergänzungen mit Soja beziehen, fragen Sie beim Hersteller nach, ob es sich um nicht genmanipuliertes Soja handelt. Wer mehr als rund 200 Gramm Tofu oder andere Sojaprodukte täglich verzehrt, kann eine Wirkung der enthaltenen Phytoöstrogene erwarten.
Doch neben der Frage, ob das Soja genmanipuliert ist, werfen sich weitere gesundheitliche Probleme auf: Soja enthält viel Phytinsäure. Phytat bindet bestimmte Mineralien, sodass sie von der Zelle nicht aufgenommen werden können und somit ein Mineralmangel begünstigt wird. Bei Kindern steht Phytat im Verdacht, das Wachstum zu hemmen. Die im Tofu enthaltenen Lektine können zu Verdauungsstörungen führen und sogar die Darmwand angreifen. Es gibt noch einige weitere Inhaltsstof-

fe in der Sojabohne, die unserer Gesundheit mehr schaden als nützen, sogar die Jodaufnahme in der Schilddrüse kann dadurch gehemmt werden. Fazit: Auch nicht-genmanipulierte Sojaprodukte gar nicht oder nur in kleinen Mengen verzehren! Frauen mit bestehendem Brustkrebsrisiko sollten wegen der östrogenartigen Wirkung ganz auf Soja verzichten, weil der häufige Verzehr von Sojaprodukten eine Östrogendominanz verstärken könnte.

# Stangensellerie

Sellerie ist reich an verschiedenen Phytoöstrogenen wie Beta-Sitosterol, Stigmasterol, Tryptophan, Campesterol, Scopoletin, Zeatin, Luteolin, Secoisolariciresinol und Guajakol. In der TCM werden ihm die Eigenschaften »Hitze reduzieren, Feuer eliminieren« zugeschrieben.

Als Heilmittel für Hitzewallungen (und weit darüber hinaus!) empfiehlt Autor Anthony Williams[14], jeden Tag in der Früh einen halben Liter frisch gepressten Selleriesaft als Allheilmittel zu trinken. Viele Anwenderinnen schwören drauf.

# Süßkartoffel

Immer häufiger sehen wir die Süßkartoffel, auch Batate oder Knollenwinde genannt, in den Läden. Zu Recht, denn sie ist tatsächlich ein Superfood, da sie besonders reich an verschiedenen B-Vitaminen, Vitamin A und hoch konzentriertem Kalzium ist. Die enthaltenen Phytoöstrogene wirken regulierend auf den Hormonhaushalt. In der TCM schreibt man ihr die Eigenschaften »Feuchtigkeit und Hitze ausleiten« zu. Im Geschmack kann die Batate durchaus mit unserer Kartoffel konkurrieren. Trotz der Süße dürfen sie auch Diabetiker essen, da die Süßkartoffel einen niedrigen glykämischen Index aufweist.

## Hormonaktives Quartett

Sehr lecker und gleich viermal hormongesund: Süßkartoffeln in kleine Stücke schneiden und mit Kurkuma und Salz würzen. Im Ofen in kalt gepresstem Kokosöl bei 180 °C circa 20 Minuten garen. Die letzten 10 Minuten frische Salbeiblätter untermischen. Öfter mal wenden!

Teil IV

# Hilfe durch bioidentische Hormone

# »Eins zu eins«-Kopien der Natur

Bioidentische oder auch natur- oder humanidentische Hormone haben exakt die gleiche molekulare Strukturformel, wie die, die auch natürlicherweise im Körper vorkommen. Sie sind quasi »1:1«-Kopien der körpereigenen Hormone, haben die gleiche Wirkung und werden auch genauso verstoffwechselt. Bioidentische Hormone wie Progesteron und Östradiol werden zwar auch in wenigen Laborschritten hergestellt, allerdings aus natürlichen Grundsubstanzen wie etwa dem Diosgenin aus der wilden Yamswurzel.

Die synthetischen Hormone, wie sie in der Antibabypille oder in der Hormon-Ersatz-Therapie verabreicht werden, wurden in ihrer Struktur verändert: Sie unterscheiden sich in ihrer chemischen Formel von den körpereigenen Hormonen.

# Welches ist die richtige Hormon-(Ersatz)-Therapie?

Warum zur Chemiekeule greifen, wenn es naturidentische Hormone gibt? Diese Frage müssen Sie unbedingt stellen, falls Ihnen Ihr Frauenarzt eine herkömmliche Hormon-Ersatz-Therapie (HET) mit chemisch veränderten Hormonen verschreiben möchte.

Die HET kam in Verruf, als im Jahr 2002 die *Womens Health Studie* vorzeitig abgebrochen wurde.[15] Die Studie befasste sich mit der Wirkung eines synthetischen Gestagens in Kombination mit Östrogen und wurde eingestellt, weil die ernsthaften Risiken dieser Therapie überhandnahmen, dazu zählten u. a. venöse Thrombosen, Schlaganfälle und Lungenembolien sowie das vermehrte Auftreten von Brustkrebs. Diesen Risiken sollte sich keine Frau aussetzen, da es ja die Alternative mit naturidentischen Hormonen gibt. Aus Angst vor möglichen Risiken ist die HET in den letzten Jahren bereits sehr rückläufig, etwa nur noch jede zehnte menopausale Frau nimmt sie in Anspruch.

Privatdozent Dr. med. Alexander Römmler, Gynäkologe, Endokrinologe und Anti-Aging-Mediziner schreibt in seinem Buch »Die Wahrheit über Hormone«: »Körperfremde Hormone haben meist nur Teilwirkungen und vermehrt Nebenwirkungen. Zur Substitution sind sie daher wenig geeignet. Ihre Domäne ist der Einsatz als Medikament bei speziellen Erkrankungen.«

## Bioidentische Hormone können Beschwerden lindern

Eine Substitution mit körpereigenen Hormonen ist die effektivste Möglichkeit, schwere belastende klimakterische Beschwerden zu lindern. Bei einer Hormon-Substituierung werden die versiegenden Hormone ersetzt, so können sich die richtigen biologischen Verhältnisse erneut einstellen: Sie kommen in Ihre Meno-Balance, die Beschwerden lassen nach, und die Lebensqualität steigt dementsprechend an.

Hormonspezialisten orientieren sich bei der Verabreichung von bioidentischen Hormonen immer an den niedrigst möglichen Hormonkonzentrationen, die für das Nachlassen der Beschwerden ausreichend sind. Ein Blut- oder Speicheltest gibt Auskunft darüber, wie es um Ihr Hormonreservoir steht.

»Wenn der Lebensstil nicht stimmt, können Hormone eine Notlösung sein, die aber nur selten glücklich macht.«

*Prof. Dr. Ingrid Gerhard*

### Studie zu bioidentischen Hormonen

Zu bioidentischen Hormonen gibt es eine groß angelegte französische Studie[16] mit mehr als 80 000 Teilnehmerinnen. Die *E3N-Studie* belegt Wirksamkeit und gute Verträglichkeit in der Kombination von Progesteron und Östradiol und gibt sogar Ausblick auf einen möglichen präventiven Charakter im Hinblick auf das Brustkrebsrisiko und Osteoporose.

## Progesteron ist nicht gleich Gestagen

Progesteron wird aus der pflanzlichen Vorstufe, dem Diosgenin, einem Stoff, der in der Yamswurzel enthalten ist, in mehreren Laborschritten hergestellt. Im Gegensatz dazu handelt es sich bei den synthetischen Gestagenen in der Pille oder bei der Hormon-Ersatz-Therapie um chemisch verändertes Progesteron. Bioidentisches Progesteron erhöht den Progesteronspiegel nachweislich, synthetische Gestagene wirken nicht identisch wie das körpereigene Progesteron, sondern in der Regel lang anhaltender und stärker, und sie haben häufig noch eingebaute androgene Side Effects für Beauty, Haut und Haare, damit es mit der Vermarktung noch besser klappt.

Wissenschaftler des Karolinska-Instituts, Stockholm, erforschten, dass bioidentisches Progesteron die unerwünschten Effekte von Östrogen auf das Brustgewebe (Brustkrebsrisiko!) mindert.[17] Zudem hat es, abends verabreicht, eine positive Wirkung auf guten Schlaf.[18]

In einem Beitrag in der Ärztezeitung vom 13.07.2020 sagt Prof. Ortmann, Direktor der Universitätsfrauenklinik und Leiter des Onkologischen Zentrums Regensburg, über die Zusammensetzung des Gestagens in der Hormon-Ersatz-Therapie: »Das Brustkrebsrisiko steigt durch natürliches Progesteron dagegen weniger an als durch synthetische Gestagene … Wegen der besseren Verträglichkeit und der Reduktion des Brustkrebsrisikos wird in der Praxis auch heute noch häufig mit natürlichem Progesteron kombiniert.« Das sind erfreuliche Aussagen, da sie insgesamt auf einen möglichen Wandel der herkömmlichen Hormon-Ersatz-Therapie hindeuten, weg von den künstlichen Gestagenen, hin zum naturidentischen Progesteron.

*(Körperidentisches) Progesteron*

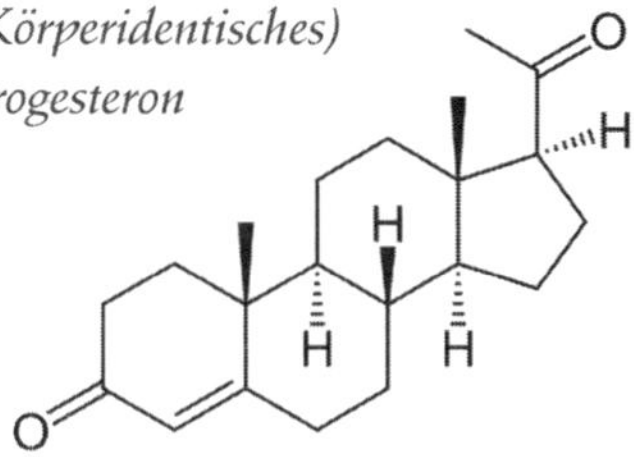

*Gestagen (z. B. Levonorgestrel)*

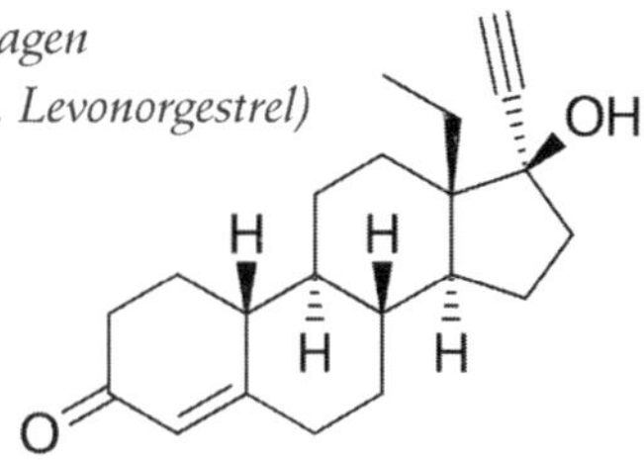

## Östrogen ist nicht gleich Östrogen

Ähnlich verhält es sich mit Östrogenen. Bioidentisches Östrogen wird ebenfalls aus pflanzlichen Basisgerüsten synthetisiert, aus Soja oder aus dem Diosginin aus der mexikanischen Yamswurzel. Es wird das humanidentische 17-Beta-Östradiol hergestellt. Synthetisches Östrogen hingegen wird beispielsweise aus konjugiertem Pferdeurin produziert.

### *Wie finde ich den richtigen Hormonspezialisten?*

Leider habe ich auf diese Frage keine gute Antwort, denn es gibt immer noch sehr wenige aufgeschlossene moderne Mediziner aus der Frauenheilkunde, die sich in Deutschland den bioidentischen Hormonen verschrieben haben. In Frankreich und Großbritannien ist der Kreis der

Anwenderinnen viel größer als hierzulande. Sprechen Sie Ihren behandelnden Arzt in jedem Fall auf bioidentische Hormone an. Suchen Sie nach einem geeigneten Therapeuten, indem Sie Freundinnen fragen oder Internetforen zum Thema »bioidentische Hormone« beitreten. Die gute Nachricht: Die Zahl der Mediziner, die sich für eine Hormontherapie mit bioidentischen Hormonen öffnen, steigt. Dazu tragen Fachleute bei, wie beispielsweise Dr. Ewald Boschitsch, ärztlicher Leiter des Ambulatoriums KLIMAX für Klimakterium und Osteoporose in Wien. In der Beilage FRAUENARZT vom Mai 2020 sagte er: »Eine HET mit transdermalem Estradiol und mikronisiertem Progesteron ist die sicherste Wahl. Eine Therapie mit transdermalem Estradiol und mikronisiertem Progesteron ist die einzige HET, unter der das Brustkrebsrisiko nicht erhöht ist – weder bei Langzeit- noch bei Kurzzeitanwendung.«

## Die Anamnese und die Voruntersuchung

Bioidentische Hormone werden nicht nach dem Gießkannenprinzip verordnet, sondern nur in engmaschiger Abstimmung und Kontrolle der individuellen Hormonwerte und in Absprache, wie und ob sich eine Besserung bei Beschwerden eingestellt hat. Der Frauenarzt Ihres Vertrauens wird vor einer eventuellen Hormongabe auch eine eingehende Anamnese machen und erfahren wollen, ob es Krebserkrankungen oder Thromboseneigungen in Ihrer Familie gab, sowie sowohl eine vaginale (Ultraschall-)Untersuchung als auch eine der Brüste und einen Gebärmutterhalsabstrich durchführen.

# Darreichungsformen, Anwendung, Rezepturen

Es gibt verschiedene Möglichkeiten, wie Hormone verabreicht werden können, und auch mehrere Wege, wie sie vom Körper aufgenommen werden (Resorption). Studien zeigen, dass die Art der Verabreichung wichtig ist, denn sie hängt mit Wirkung und Sicherheit zusammen. Hormone können oral als Kapsel über den Magen und den Leberstoffwechsel oder in Gelform über die Haut oder die Vaginalschleimhäute aufgenommen werden. Hierbei muss zwischen Progesteron und Östrogen unterschieden werden.

## Die Vorteile der transdermalen Anwendung

Da die Hormone ohne Metabolismus (also ohne Umwandlung oder eine Form des Stoffwechsels) in den Kreislauf gelangen, können bei der Anwendung eines Hautgels geringere Hormonmengen zum Einsatz kommen als über die Tabletteneinnahme. Zudem können Frauen, je nach Erleichterung ihrer Beschwerden, die Dosierung selbst verändern und verringern, so, wie es individuell für die optimale Befindlichkeit gut ist. Bei der transdermalen Anwendung gilt generell für Progesteron und Östrogen, dass die Hormone nur wenige Minuten nach dem großflächigen Auftragen auf die Haut bereits absorbiert wurden. Sie können bald danach wieder duschen oder in die Sauna gehen.

## Darreichungsformen: bioidentisches mikronisiertes Progesteron

Mikronisiertes Progesteron ist in verschiedenen Darreichungsformen als Gel, Kapsel oder Scheidenzäpfchen erhältlich – doch welche

Anwendungsform ist die beste? Hier hängt es ganz vom Zweck der Verabreichung ab. Zum Schutz der Gebärmutterschleimhaut oder in der Kinderwunschpraxis wird Progesteron vaginal verabreicht. Es gibt Vaginalzäpfchen, oder die Kapseln werden aufgestochen und in der Vagina ausgedrückt.

In den Wechseljahren wird die orale Einnahme der Kapseln bevorzugt: Progesteron wird schnell in der Leber verstoffwechselt, dabei bilden sich Stoffwechselendprodukte, die den Schlaf fördern. Allerdings sind Kapseln nur in einer fixen Dosierung von 100 Milligramm erhältlich. Progesteron in Gels eignet sich insbesondere, um Brustspannen zu lindern oder auch, um individueller zu dosieren. Bei der transdermalen Anwendung reichen häufig schon 20 bis 50 Milligramm aus.

## Darreichungsformen: bioidentisches mikronisiertes Östrogen

Östrogen sollte nie oral eingenommen werden. Hier können durch die Verstoffwechselung über die Leber ungünstige Stoffwechselendprodukte entstehen. Bei der Verstoffwechselung über die Leber, man spricht auch vom First-Pass-Effekt, kann die Leberbelastung sehr hoch sein. Die Leber arbeitet auf Höchstleistungsniveau, um das Östrogen zu metabolisieren (zu verstoffwechseln), dabei ergeben sich anfänglich Spitzenwerte und generell zu stark schwankende Hormonwerte. Zudem müssen relativ hohe Dosen verabreicht werden, um einen effektiven Wirkspiegel zu erreichen.

Bei der Metabolisierung über die Leber entstehen zudem auch unerwünschte Stoffwechselendprodukte wie beispielsweise gerinnungsfördernde Substanzen, die das Thromboserisiko erhöhen können. Bei der Östrogengabe sollte daher unbedingt die transdermale Anwendung über die Haut bevorzugt werden. Über die Haut wird Östrogen nicht metabolisiert (verstoffwechselt). Über die Blutgefäße der Unterhaut gelangt das Östrogen in seiner Form unverändert in den Blutkreislauf.

Ebenso verhält es sich bei der vaginalen Anwendung über die Schleimhäute. Regionale Östrogengels helfen bei Trockenheit der Scheidenschleimhäute. Hier wird nicht das 17-ß-Östradiol angewendet, sondern Östriol. Diese Östrogenart wirkt hier nur regional. Die Anwendung über die Vaginalschleimhäute füllt nicht die Östrogenspeicher im Körper an, dieser Effekt ist hier auch nicht erwünscht, da Östriol das Brustkrebsrisiko möglicherweise erhöhen kann.

## Wichtige Fragen und Antworten

**Muss man bioidentische Hormone selbst bezahlen?**

Leider ja, und Sie erhalten sie – wie andere Hormone auch – nur auf Rezept. Sprechen Sie mit Ihrem Arzt darüber, ob er Ihnen auch ein Kassenrezept ausstellen kann. Es gibt für Progesteron Fertigarzneimittel in Kapselform und als Hautgel. Dieses Progesterongel ist allerdings niedrig dosiert und riecht sehr medizinisch. Wenn Sie über die Haut beispielsweise 50 Milligramm Progesteron zuführen möchten, benötigen Sie extrem viel Gel zum Verreiben. Hier empfehlen sich dann individuelle Rezepturen, die spezialisierte Apotheken auf Rezept anfertigen. Individualisierte Rezepturen werden ausschließlich auf Privatrezept verordnet und müssen auch privat bezahlt werden.

**Wie lange darf man eigentlich bioidentische Hormone einnehmen bzw. anwenden?**

Diese Entscheidung kann nur jede Frau gemeinsam mit dem behandelnden Frauenarzt für sich treffen. Ob nach Abklingen der Symptome aus Präventions- oder auch Anti-Aging-Gründen weiter substitutiert werden soll oder ob man die Gabe der körperidentischen Hormone auf einen bestimmten Zeitrahmen beschränkt, wird kontrovers diskutiert. Grundsätzlich ist die Gabe von Hormonen, seien sie auch körperidentisch, ein Eingriff in unser Wunderwerk Organismus. Für wen Hormone aber lebensnotwendig sind, wie beispielsweise das Insulin für den Diabetiker, für den kann die moderne Medizin lebensrettend sein. Bei vielen Frauen legen sich die Wechseljahresbeschwerden nach einigen Jahren von ganz allein, wenn sich der Organismus an den Hormontiefstand gewöhnt hat. Dennoch haben die Hormone gesundheitliche Effekte, beispielsweise das Östrogen im Hinblick auf Osteoporose, das Progesteron im Hinblick auf die kognitiven Fähigkeiten und als gewisser Schutz vor Östrogendominanz. Daher ist es im Sinne der Prävention von Folgeerkrankungen sinnvoll, sich die Hormonspiegel ab und an anzusehen, selbst wenn man gar keine Wechseljahressymptome mehr hat.

**Pausieren – ja oder nein?**

Wenn Sie Ihre Monatsblutung noch (gelegentlich) haben, sollten Sie die Progesteroneinnahme dem natürlichen Körperrhythmus anpassen, denn jetzt werden die Hormone noch zyklisch produziert. Beginnen Sie mit der Einnahme am 12. Tag nach der letzten Monatsblutung. Wenn die nächste Blutung auftritt, machen Sie eine Einnahmepause von 12 bis 14 Tagen. Ob ein Pausieren in der Menopause notwendig ist, wird kontrovers diskutiert. Einige Therapeuten empfehlen, pro Monat jeweils für ein paar Tage mit dem Progesteron auszusetzen. Entweder einen Tag in der Woche oder eine Woche pro Monat. Sie sind der Meinung, das helfe, damit die Progesteron-Rezeptoren nicht die Sensibiliät für das Progesteron verlieren. Andere Therapeuten wiederum empfehlen in der Menopause die durchgängige und regelmäßige Einnahme und haben keine schlechten Erfahrungen im Hinblick auf einen Wirkverlust gemacht.

Ein großes Netzwerk von medizinischen Fachkräften der Hormonselbsthilfe[19] hat sehr viele Fälle mit verschiedensten Hormontherapien beobachtet. Nach deren Erfahrungen zeigt sich, dass es bei hoher Dosierung und langfristiger Substitution auch zu einer Hormonresistenz kommen kann (→ auch Seite 161 f.). Eine Einnahme wegen eines Anti-Aging-Effektes oder eines faltenfreien prallen Hautbilds oder zur allgemeinen Osteoporoseprophylaxe sollte daher immer gut überdacht und nie im Alleingang entschieden werden.

**Kann man mit bioidentischen Hormonen auch heilen?**
Ja! Die moderne Präventionsmedizin möchte nämlich nicht darauf warten, bis sich eine Krankheit manifestiert und diese dann therapieren, sondern sie will bereits im Vorfeld Bedingungen schaffen, damit erst gar keine gesundheitlichen Probleme oder Krankheiten auftreten. Eigentlich ist das ein sehr alter Gedanke. Denn in früheren Zeiten galten die Ärzte als die besten, in deren Bezirk die wenigsten Krankheiten auftraten. Sie mussten also sehr vorausschauend behandeln.

Bioidentische Hormone werden heutzutage nicht nur präventiv im Hinblick auf verschiedene Krankheitsrisiken eingesetzt, sondern gezielt auch beispielsweise bei Depression, Migräne, Schlafstörungen, Schilddrüsenproblemen u. v. m. Progesteron hat sich auch in der Therapie von Angststörungen bewährt.

# Alles über Hormontests

Für die exakte Diagnosestellung kann ein Hormontest aufschlussreich sein. In der Regel werden einzelne Hormonwerte über Blutserum oder den Speichel bestimmt. Beispielsweise bei unerfülltem Kinderwunsch, verfrüht eintretenden Wechseljahren, Zyklusstörungen, Wechseljahresbeschwerden, Problemen mit der Schilddrüse, östrogenabhängigen Tumoren u. v. m. Durch Hormontests kann in den Wechseljahren die niedrigste effektive Menge an bioidentischen Hormonen exakt bestimmt und regelmäßig überprüft werden. Die Kosten für die Bestimmung einzelner Laborwerte werden leider nicht von den gesetzlichen Kassen übernommen. Bei einem Bluttest werden vom Labor pro Wert ca. 15 Euro in Rechnung gestellt. Speicheltests, die man selbst auch übers Internet bestellen kann, gibt es ab 100 Euro aufwärts. Sie sind einerseits sehr teuer, und andererseits empfiehlt es sich im Bereich der Hormonmedizin nicht, Selbstdiagnosen zu stellen, außer man möchte beispielsweise einfach mal wissen, ob die Wechseljahre bereits eingesetzt haben.

Das Wissen eines guten Diagnostikers ist in der Hormonmedizin unerlässlich, da man bei Hormonwerten als Laie nicht einfach lineare Schlüsse aufgrund einzelner abweichender Hormonwerte ziehen kann: Das Hormonsystem ist ein äußerst komplexes Zusammenspiel verschiedenster biologischer Systeme, und oft kommt es eben auch auf das Zusammenspiel und das Verhältnis einzelner Hormone untereinander an und nicht so sehr auf einen einzelnen Wert.

Zudem können weitere Faktoren Einfluss auf die Wirkweise der Hormone nehmen wie etwa die Anzahl der Rezeptoren auf einer Zelle, die Verteilung der Hormone im Körper, eine mögliche Blockade der Zellrezeptoren durch Umwelthormone u. v. m.

Da Sie für bioidentische Hormone in jedem Fall ein Arztrezept benötigen, empfiehlt es sich auch aus diesem Grund, Hormone nicht im Alleingang zu testen, sondern dies in einer auf Hormone spezialisierten Praxis machen zu lassen. Hier erübrigt sich dann auch die Frage, ob ein Bluttest oder ein Speicheltest vorzuziehen ist, vertrauen Sie der Methodik Ihres Behandlers.

### *Hormonstatus*

Durchschnittliche Normalwerte in der Prämenopause

**Estradiol**

1. Zyklushälfte: <25 ng/l

2. Zyklushälfte: <80 ng/l

**Progesteron**

2. Zyklushälfte: <5 ug/l

Durchschnittliche Normalwerte in der Postmenopause

Estradiol: <20 ngl

Progesteron: <1 ug/l

# Exkurs: Weniger ist mehr

*von Elisabeth Buchner, Buchautorin, Referentin, Initiatorin d. Hormonselbsthilfe*

## Hormonresistenz durch Überdosierung?

Über die Speicheltestung haben wir gelernt, dass manchmal schon sehr kleine Dosierungen ausreichen, um Beschwerden zu beseitigen. Dem wird von Fachkräften, die hoch dosieren, heftig widersprochen. In einem Punkt geben wir diesen Fachkräften recht: In den ersten Wochen fühlen sich manche Frauen nach dem Beginn einer solchen Therapie tatsächlich sehr gut (keineswegs alle). Dieser Effekt bleibt langfristig aber nicht immer bestehen. Irgendwann haben die Zellen sozusagen die Nase voll von den dauerhaften Überdosierungen. Das führt dazu, dass die Rezeptoren einer Zelle (»Zelltüren«) keine weiteren Hormone ins Zellinnere einlassen, oder die Zellen werden für die »zu laute Hormonbotschaft« immer schwerhöriger. Es entsteht eine sogenannte Resistenz im jeweils unterstützten Hormonbereich. Was wir vom Insulin und von den Schilddrüsenhormonen kennen, kann genauso auch bei den Geschlechts- und Stresshormonen entstehen. Unsere Netzwerkkollegen sind immer wieder mit solchen Resistenz-Betroffenen konfrontiert. Es dauert Wochen oder Monate und braucht viel Geduld, bis solch eine Resistenz abgebaut ist.

## Alternative, behutsame Hormonregulation

Neben der Testung als Ausgangsbasis und Kontrolle für eine sanfte Regulierung dienen viele Maßnahmemöglichkeiten aus den Bereichen der Nahrung, Pflanzenwelt, Naturheilkunde und zugelassenen Medikamente. Genauso wichtig ist es, störende Hormoneinflüsse über Kosmetik, Beruf und synthetisch veränderte Hormone zu kennen und zu vermeiden. Um ein Hormonchaos angemessen ins Lot bringen zu können, gehören hierzu reichlich Fingerspitzengefühl, Erfahrung und individuelle Detektivarbeit. Dazu ermutigen wir Betroffene und Fachkräfte. Wer auf der Suche nach solchen Therapiewegen ist, der findet Ansprechpartner auf der Webseite www.Hormonselbsthilfe.de – sowohl für eine Hormonselbsthilfe-Begleitung (für Selbsthilfemaßnahmen) als auch für Fachkräfte im Sinne eines alternativen, behutsamen Hormonausgleichs über therapeutische Wege. Buchtipps finden Sie im Anhang.[20]

Teil V

# Besserer Lifestyle für mehr Meno-Balance

# Superwichtig – Stressabbau auf allen Ebenen

Leider können wir dem Stress kaum entkommen, denn unsere Lebensweise in den westlichen Industrienationen ist geprägt von Hektik und Nervosität, Existenzängsten, Geldmangel, Arbeitsüberlastung sowie Arbeitslosigkeit, ständig geforderter Flexibilität und jetzt auch noch der Angst vor dem Virus und einer möglichen Erkrankung und dem Tod ... Ängste versetzen aktuell sehr viele Frauen in extreme Stresszustände. Hier hilft es sehr zu reflektieren, woher diese Urängste rühren. Dazu möchte ich einen herausragenden Beitrag von Prof. Franz Ruppert sehr empfehlen: »Die Angst-Abhängigkeitsfalle und wie wir uns daraus befreien können.«[21]

Zu den schönen Dingen im Leben kommen wir häufig nicht mehr. Gemütlich und sorgenfrei ein Buch zu lesen, zu stricken oder sich einfach mal nur einen Tag ohne Plan dahintreiben zu lassen, das scheint für viele ein Relikt aus einer weit entfernten Vergangenheit zu sein. Doch diese Ruheinseln benötigen gerade wir Frauen so sehr. Wie Sie in dem Kapitel über Hormonfeinde bereits erfahren haben, ist Stress einer der gravierendsten Faktoren, der uns schnell aus der Meno-Balance wirft und als »Hormonräuber« sogar die Progesteronproduktion zum Erliegen bringen kann. Wichtig ist daher, insbesondere den selbst gemachten Stress zu meiden oder zu reduzieren. Grundsätzlich ist jede Art von Stressabbau, ob Waldspaziergang, Yoga oder ein Tag zu Hause im Pyjama, willkommen, und wir sollten uns in dieser zweiten Lebenshälfte ganz bewusst um diese Ruheinseln bemühen. Keine Arbeit, kein Handy, einfach nur mal »abhängen«. Das hilft, leere Energiereserven wieder auszufüllen.

# Ein Stress kommt selten allein

Meistens leiden wir nicht nur an einem Stressor, sondern an vielen gleichzeitig. Hinzu kommen beispielsweise noch Elektrosmogbelastungen und Straßenlärm sowie auch Schicksalsschläge wie etwa Unfälle oder der Verlust von geliebten Menschen, Scheidung und Trennungen etc. Aber auch Über- oder Unterforderung, Erwartungshaltung an andere und sich selbst, Selbstzweifel, Einsamkeit und Isolation oder auch »Sich-nicht-verstanden-Fühlen«. Dies sind nur einige Schlagworte, die Stressoren in unserem Leben kennzeichnen.

Stress ist individuell: Was die eine Frau in der Tiefe ihrer Seele aus der Bahn wirft, tangiert eine andere kaum und umgekehrt. Viele kennen den Ausspruch der besten Freundin: »Wenn ich nur deine Probleme hätte, dann würde es mir gut gehen ...« Hinter diesem Spruch steht die Erkenntnis, dass nicht unbedingt eine Situation per se Stress erzeugt, sondern auch deren Bewertung.

Die australische Bestsellerautorin Libby Weaver geht noch einen Schritt tiefer und beleuchtet in ihrem neuen Buch »Die Last des Alltags abwerfen – Die Ursachen von Stress und Überlastung erkennen und zu neuer Leichtigkeit finden« auch die unsichtbare Last, die wir in uns tragen und die unsere Stressgefühle speist. Damit meint sie persönliche Erlebnisse aus unserem Leben und daraus abgeleitete Glaubenssätze, die sich wie ein Schleier über unsere Gedanken legen. Sie vergleicht das mit einem Rucksack voller Steine, den wir über Jahre hinweg schleppen und der auch für so manche Rückenschmerzen verantwortlich sein kann. Libby Weaver erklärt den Inhalt des Rucksacks so: »Zu dieser Bürde gehören Steine aus Glaubenssätzen, wie wir zu sein haben, um geliebt zu werden – zum Beispiel erfolgreich, witzig, nett, perfekt oder ›ein guter Mensch‹. Andere Steine weisen darauf hin, wie das Leben unserer Meinung nach verlaufen müsste (oder hätte verlaufen sollen), und wieder andere verraten etwas über unser Selbstbild und darüber, wie wir auf andere wirken möchten. Nichts davon ist von Grund auf schlecht oder falsch, aber insgesamt entsteht auf diese Weise ein Gedankenfilter, der Biochemie, Gesundheit und Stressniveau beeinflusst.«

Für den Stressabbau kann es also wichtig sein, auch Gedankenhygiene und Selbstreflexion zu betreiben und den wichtigen Glaubenssätzen auf die Spur zu kommen. Dabei zeigt uns die Autorin die zwei wichtigsten auf: Sind Sie eher »Ich Arme«, fühlen Sie sich als Opfer der Umstände und gehen Sie oftmals in Selbstmitleid auf? Oder tendieren Sie mehr zu »Everybody's Darling«, müssen Sie es allen recht machen, um anerkannt oder geliebt zu werden?

Und auch die Selbstregulation kommt beim Stressabbau wieder ins Spiel: Wer sich und seinen Lebensplan in Einklang gebracht und Sinnhaftigkeit im Leben gefunden hat, begegnet Stress auf eine proaktive Art und Weise und weiß, dass Anspannung zur gesunden Balance auch Entspannung braucht. Sie ergänzen sich wie Yin und Yang, wie Progesteron und Östrogen. Im Umgang mit Stress und auch zur Stressprävention muss die Selbstfürsorge ganz groß geschrieben werden – kümmern Sie sich nicht nur um die anderen, sondern auch um sich selbst. Dann kann das System der Selbstregulation greifen und die natürliche hormonelle Balance wiederherstellen.

Stress-assoziierte Beschwerden sind zum Beispiel:

- Kopfschmerz und Migräne
- Schlafstörungen
- Nervosität und depressive Verstimmung
- Muskelverspannungen im Schulter-Nacken-Bereich
- Diffuse Rückenschmerzen
- Bluthochdruck
- Magen- und Darmprobleme
- Verdauungsstörungen
- Übergewicht

Stressabbau funktioniert für jeden anders, die eine fühlt sich bei gemeinsamen Aktivitäten im Freundeskreis entspannt und aufgefangen, die andere braucht in stressigen Momenten Auszeiten, Momente ganz für sich allein oder eben auch ein geliebtes Hobby, eine Portion Kreativität oder Bewegung. Wichtig ist, den Stressoren auf die Spur zu kommen und aktiv zu werden, damit es einem wieder besser geht.

# »Bewegt« durch die Wechseljahre

Wenn wir stillstehen, uns nicht bewegen, nicht mehr flexibel für Veränderungen in unserem Leben sind, können wir keine Schritte in Richtung Meno-Balance machen. Bewegt durch die Wechseljahre – das wirkt sich in vielerlei Hinsicht günstig aus! Runter von der Couch, rein ins Fitnesscenter ... denn »Sitzen ist das neue Rauchen«. Beim Sport gilt ein Mix aus Ausdauer- und Krafttraining als ideal. Das stärkt die Knochenstruktur, sorgt für Stressabbau, wirkt positiv auf das Herz-Kreislauf-System, hebt die Stimmung und macht natürlich schön! Und: Regelmäßiges Training kann sogar Hitzewallungen lindern. Aber freilich muss es nicht gleich das Fitnesscenter sein. Tägliche flotte Spaziergänge an der frischen Luft oder im Wald und ein paar Übungen zu Hause tun auch gut. Die meisten Streamingkanäle bieten übrigens auch Gymnastik- oder Yoga-Videos zum Mitmachen an, das macht oft mehr Spaß und steigert die Motivation eher, als ganz allein zu üben.

## Mit Kneipp oder Sauna plötzliche Temperaturwechsel trainieren

Bei Hitzewallungen und Co. kann uns das Saunieren gleich in dreifacher Hinsicht helfen: Die plötzlichen Temperaturwechsel von heiß auf kalt sollen dazu beitragen, dass der Körper besser in einem Temperaturgleichgewicht bleiben kann. Zudem regt die Hitze die Durchblutung an, sodass Beschwerden wie trockene Haut mit Juckreiz gelindert werden. Saunagänge entspannen die Muskulatur und senken den Blutdruck – das sorgt für einen wohligen Schlaf.

Ebenso guttun natürlich auch Kneippsche Wechselgüsse, die Sie auch zu Hause machen können. Saunieren Sie regelmäßig, mindestens einmal pro Woche, und begeben Sie sich nach der Sauna kurz ins kühle Nass, um den Heiß-Kalt-Effekt zu trainieren.

## Raus in Natur und Wald

Frau Prof. Dr. Ingrid Gerhard, Fachärztin für Frauenheilkunde, Geburtshilfe, Naturheilkunde und Umweltmedizin, ist der Meinung, dass die nachlassende Hormonproduktion in den Eierstöcken nicht für alles herhalten kann, und die Expertin ist sich sicher, dass Wechseljahresbeschwerden ursächlich nicht nur im Hormonmangel begründet sind, sondern es noch eine ganze Reihe weiterer Faktoren gibt, an denen es uns mangelt: beispielsweise an Naturerlebnis, Licht, Sonne und Schlaf. »Der ständige Aufenthalt in geschlossenen Räumen, Häusern und verbauten Städten lässt uns nur noch wenig Platz in unserem Leben für naturnahe Erlebnisse«, erklärt sie, »Naturerlebnisse sind aber für unser psychisches Wohlbefinden sehr bedeutsam. Viele meiner Patientinnen mit Wechseljahresbeschwerden berichteten immer, wie gut es ihnen im Urlaub gegangen sei, wenn sie wieder Kontakt zur Natur hatten. Aber dafür muss man nicht unbedingt in den Urlaub fahren! Bei uns ist der Trend ›Waldbaden‹ noch relativ neu. In Japan und Südkorea gehört die ›Forest Medicine‹ zur traditionellen Medizin. Doch warum tut der Wald so gut? Die Luft im Wald ist sehr sauerstoffreich, extrem staubarm und angereichert mit pflanzlichen Botenstoffen, den Terpenen. Diese Terpene, kombiniert mit dem Duft der Mikroben im Waldboden, wirken auf uns wie eine natürliche Aromatherapie, und das stärkt Immunsystem, Herz und Psyche.«

Waldgesundheitsexpertin Melanie Adamek zeigte in Studien sogar auf, dass die Aktivität der Killer- und Immunzellen nach nur einem Tag Waldaufenthalt nachweislich um über 20 Prozent anstieg. Nach einem Waldspaziergang sinken sogar Stresshormone und Blutdruck ab. Selbst das waldnahe Wohnen tut nachweislich gut. Wissenschaftler des Max-Planck-Instituts für Bildung zeigten auf, dass die Amygdala von Anwohnern in Waldnähe eine gesündere Struktur aufwies.

Fazit: Die mikrobielle Vielfalt des Waldes hat sehr viele gesundheitliche Effekte, die besonders auch in Zeiten des Wechsels dazu beitragen, wieder in die richtige Meno-Balance zu kommen.

# Jungbrunnen Yoga

Grundsätzlich dienen natürlich alle Übungen aus den verschiedensten Entspannungsrichtungen dem Wohlbefinden und ebnen den Weg in die Meno-Balance. Doch spezielle Übungen aus dem Yoga und dem Hormonyoga können noch mehr, Yoga baut effektiv Stress ab, und Hormonyoga vermag durch verschiedene Stellungen sogar direkt die Hormondrüsen zu aktivieren.

## Dem Geist und Körper Gutes tun

Als »die Wissenschaft vom Menschen« bringt Yoga mithilfe von Körperübungen, den Asanas, aber auch Atemübungen, dem Pranayama, sowie Konzentrations- und Meditationsübungen Geist und Seele zusammen. Seine Wirkungen sind unmittelbar, aber auch langfristig spürbar: Der Körper wird geschmeidiger und beweglicher und der Geist geklärt, wodurch nach und nach Ruhe, Gelassenheit und innerer Frieden entstehen, woraus wiederum Kraft, Zuversicht und Lebensfreude entwachsen.

Yogalehrerin Claudia Devi Mägdefessel betreibt in München das Yogazentrum »Yoga am Park«. Die allgemein wohltuenden Wirkungen und die Stressbewältigung erklärt sie so: »Yoga kann helfen, Körper und Geist gesund zu erhalten. Regelmäßig, möglichst täglich praktiziert, sind die Wirkungen sehr schnell nachhaltig spürbar. Die verschiedenen Asanas in Verbindung mit Pranayama haben unterschiedliche positive Wirkungen auf die systemischen Abläufe und Prozesse in Körper und Geist.

## Stressbewältigung durch Yoga

Stress aktiviert den Flucht-Kampf-Mechanismus. Der Körper bleibt bis zur Entwarnung aktiviert. Der Körper benötigt also ein Entwarnungssignal. Mithilfe von Yoga kann bei entsprechendem Stimulus der Parasympathikus aktiviert werden. Dann entspannen die Muskeln, der Herzschlag verlangsamt sich, die Verdauung wird aktiviert, und innere Ruhe stellt sich ein. Entspannung verhilft zur Regeneration. Über die Hatha-Yoga-Praxis kann es gelingen, auch stressbedingte körperliche Beschwerden wie Migräne, Rückenschmerzen, chronische Schmerzzustände, Bluthochdruck und Verdauungsstörungen zu lindern oder zu beseitigen. Zudem kann Yoga dabei unterstützen, mit Situationen gelassener umzugehen, verhilft zu mehr Flexibilität und führt zu tiefer Entspannung. Das kann sich positiv auf das Immunsystem auswirken, die Selbstheilungskräfte stärken.

Meine ganz persönlichen Erfahrungen nach über zehn Jahren Yogapraxis sind:

- Ein bewussterer, achtsamerer Alltag zur besseren Stressbewältigung
- Beachtung meiner Grenzen und mich doch immer wieder fordern und Neues erfahren
- Entdecken meiner Stärken und Schwächen
- Gelassenheit, Zuversicht, Vertrauen, Freude, Zufriedenheit
- Weniger gesundheitliche Probleme
- Verbesserte Intuition

Ein Leben ohne tägliches Yoga ist für mich heute unvorstellbar. Yoga bringt mich jederzeit ins Hier und Jetzt und dadurch zu einer Verbindung mit meinem Innersten, meinem höheren Selbst.«

»Yogas chita vritti nirodah –
Yoga ist das Zur-Ruhe-Kommen der Gedanken.«
*Patanjali*

## Meditation – Freiheit vom Denken

Der menschliche Geist ermöglicht uns vieles in der Welt. Er zerlegt und analysiert, meldet Bedenken an, zweifelt, grübelt – und kann uns auf diese Weise in unserer Denkstruktur einsperren. Mischt sich unser Geist immer und unablässig in alles ein, hat er zu allem bereits eine feste Meinung, trennt er uns vom reinen Erleben, von unserer Umwelt und sogar von uns selbst ab. In der Meditation, über Sammlung und Konzentration, kann ich zum Zeugen meiner Gedanken und Gefühle werden, ebenso zum Zeugen meines Tuns und meiner Begegnungen mit anderen Menschen. Das kann sehr entspannend sein und Toleranz fördern: Indem ich mir nicht augenblicklich eine Meinung über andere bilde, sondern erst mal nur wahrnehme, trete ich ihnen mit mehr Offenheit und Liebe gegenüber, höre hin, was sie wirklich sagen, und erkenne, was sie tatsächlich innerlich bewegt. Reine Wahrnehmung – im Yoga wird sie als Samadhi bezeichnet – kann zutiefst ergriffen machen, uns zu Tränen rühren oder staunen lassen. Es ist ein geschenkter Moment, in dem sich tiefe Verbundenheit mit allem Sein einstellt, die Trennung aufgehoben ist.

Wie in verschiedenen Studien gezeigt werden konnte, beeinflusst Meditation die Hirnströme. Während der Meditation können vermehrt Alphawellen gemessen werden, die typisch für einen wachen, aber entspannten Zustand sind, wie auch Thetawellen, die Tiefenentspannung anzeigen. Bei sehr tiefen Meditationen – wie zum Beispiel tibetische

Mönche sie praktizieren – treten sogar Deltawellen auf, was dem Tiefschlaf entspricht. Während der Meditation werden vermehrt Endorphine freigesetzt. Diese körpereigenen Substanzen lösen Glücksgefühle aus und senken die Schmerzempfindlichkeit. Der gesamte Stoffwechsel ist während der Meditation verlangsamt.
Der Herzschlag reduziert sich, der Blutdruck sinkt und die Atmung wird regelmäßig und tief. Wer regelmäßig meditiert, fördert also auch seine Gesundheit.

## Pranayama oder die Kraft des Atems

Der Weg des Yoga arbeitet auch mit dem Atem, der auch auf unser Wesen einwirkt, schließlich ist er untrennbar mit uns verbunden – oder wir mit ihm. Mit der Geburt setzt unser Atem ein und begleitet uns Tag und Nacht, ein Leben lang. Der Atem variiert je nachdem, wie intensiv wir uns körperlich betätigen, um uns einerseits immer mit ausreichend Sauerstoff zu versorgen und andererseits im Körper entstandene Stoffwechselschlacken in Form von Kohlendioxid über die Ausatmung zu entsorgen. Atem ist Lebendigkeit und beständige Wandlung, jeder Atemzug in jedem Augenblick immer wieder neu und anders. Dabei reagiert der Atem – wie ein unglaublich empfindliches Messinstrument – auf alles, was wir tun, erleben, fühlen oder denken. Er erzählt uns so unmittelbar von unserem körperlichen und seelischen Befinden. In der Umgangssprache wird an verschiedenen Redewendungen deutlich, wie sehr unsere Gefühle und unser Denken den Atem beeinflussen: Wenn wir uns erschrecken, »stockt uns der Atem« oder »uns bleibt die Luft weg«. Habe ich mich sehr aufgeregt oder geärgert, bekomme ich womöglich »Atme erst mal tief durch!« zu hören. Im Alltag geschieht uns unser Atem unbewusst. Mit den Atemübungen im Yoga ändert sich das: Durch sie soll die Atmung bewusst reguliert und vertieft werden.

## Heilsame Yogaübungen

### Der Partner-Drehsitz

Auf dem Foto zeigt Yogalehrerin Claudia Devi Mägdefessel mit ihrer Tochter Laura den Drehsitz, der allein oder auch sehr gut mit einem Partner geübt werden kann. Der Drehsitz zeigt auf verschiedenen Ebenen heilsame Wirkung.

Körperlich: Für eine flexible Wirbelsäule, das sympathische Nervensystem wird gestärkt, die Rückenmuskeln gedehnt und massiert, die Bauchorgane werden unterstützt, besser zu verdauen.

Energetisch: Das Sonnengeflecht (Solarplexus) wird aktiviert, die Sushumna (feinstoffliche Wirbelsäule) geöffnet.

Geistig: Wirkt stressabbauend, nervenstärkend, beruhigend und harmonisierend; gibt die Kraft, im inneren Gleichgewicht zu bleiben, auch wenn sich äußere Umstände ändern.

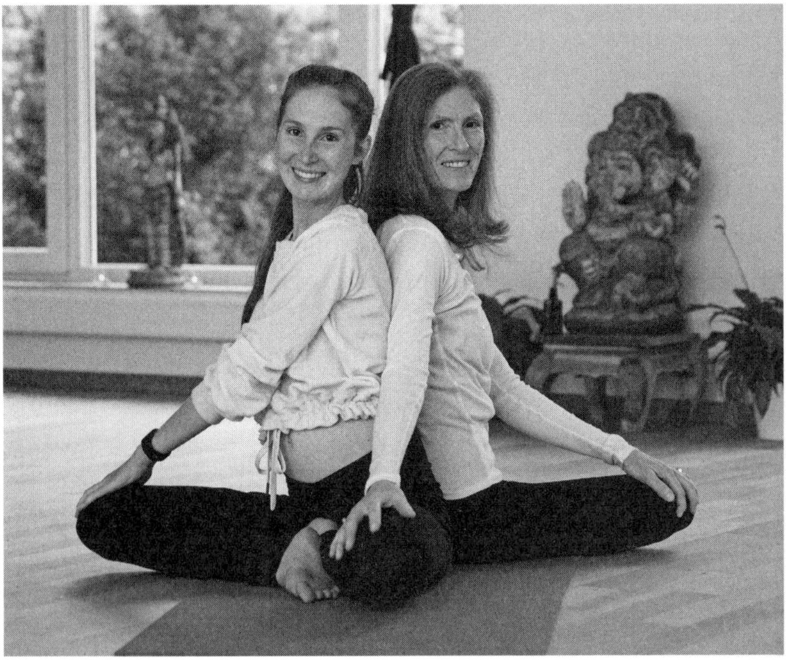

**Yoga-Atmen**

Setzen Sie sich gerade auf einen Stuhl oder, wenn Sie können, in den Schneidersitz. Atmen Sie 5-mal ruhig und bewusst ein und aus – bis in den Bauch hinein. Kommen Sie zur Ruhe. Verschließen Sie jetzt das rechte Nasenloch mit dem rechten Mittelfinger und atmen Sie wieder 5-mal tief ein und aus. Halten Sie jetzt das andere Nasenloch mit dem linken Mittelfinger zu und atmen Sie wieder 5-mal ein und aus. Wiederholen Sie die komplette Übung noch mal von vorn. Bleiben Sie noch einen Augenblick sitzen, und spüren Sie in sich hinein. Diese Übung entspannt nicht nur, sondern versorgt den gesamten Organismus mit Sauerstoff und ist auch sehr hilfreich für Menschen, die ab und zu Probleme mit den Nebenhöhlen oder Kopfschmerzen haben.

## Hormonyoga – der behutsame Weg zur Meno-Balance

Die brasilianische Psychologin und Yoga-Lehrerin Dinah Rodriguez entwickelte das sogenannte »Hormon-Yoga«, das seit 1992 weltweit unterrichtet wird.

Hormonyoga-Lehrerin Bettina Bantleon erklärt, wie es funktioniert: »Hormon-Yoga gilt als eine natürliche Therapie, um die Hormonproduktion zu balancieren. Dazu wurde eine spezielle Übungsreihe für Frauen in den Wechseljahren, bei verfrühter Menopause, beim prämenstruellem Syndrom (PMS), polyzystischem Ovarsyndrom (PCOS) sowie bei unerfülltem Kinderwunsch entwickelt. Diese sanfte und vitalisierende Yogaform steigert das allgemeine Wohlbefinden. Hormon-Yoga eignet sich für Frauen ab Mitte 30, denn dies ist der Zeitpunkt, zu dem die Hormone langsam zurückgehen. Auf Stress, Hektik und Leistungsdruck wirkt Hormon-Yoga harmonisierend. Die Ergebnisse sind motivierend, denn eine regelmäßige Praxis bewirkt nicht nur einen Anstieg des

Hormonspiegels, sondern führt auch zu einer Verbesserung hormonell bedingter Beschwerden wie z. B. Hitzewallungen, Migräne, depressive Verstimmung, Energieverlust und Gewichtszunahme. Auf natürliche Art und Weise wirkt die Therapie unterstützend auf die Fruchtbarkeit sowie bei prämenstruellen Schmerzen. Eine Hormon-Yoga-Übungsreihe beinhaltet bis zu zwölf Asanas speziell zur Anregung der Hypophyse, der Schild- und Nebenschilddrüse, der Nebennieren und der Eierstöcke.«

## Wichtig!

**Bei hormonell bedingtem Brustkrebs, Gebärmutter-Myom oder akuter Bauchentzündung soll Hormonyoga nicht praktiziert werden.**

**Janu Shirshasana** ist eine Yogaposition, die die Eierstöcke anregt. Durch spezifischen Druck und durch die Ausführung der Bhastrika-Atmung wird die Durchblutung im unteren Bauchbereich stark angeregt. Diese Atmung ist eine schnelle Atemtechnik mithilfe des Bauches und imitiert die Bewegung und das Geräusch von einem Blasebalg. Eine anschließende aufmerksame Energielenkung zum jeweiligen Eierstock rundet die Yogaposition ab und regt die Hormonbildung der endokrinen Drüsen an. Die Kopf-Knie-Position wird jeweils auf der rechten und linken Seite geübt.

**Ardha Matsyendrasana** ist eine Yogaposition, um sanften Druck und Dehnung auf die Nebennieren auszuüben. Ebenfalls profitieren die Eierstöcke im Drehsitz und werden in Verbindung mit der energetischen Blasebalg-Atmung massiert und somit zur Produktion weiblicher Sexualhormone angeregt.

Auch im Drehsitz begleitet eine Energielenkung diese Yogaposition ganzheitlich.

## Janu Shirshasana

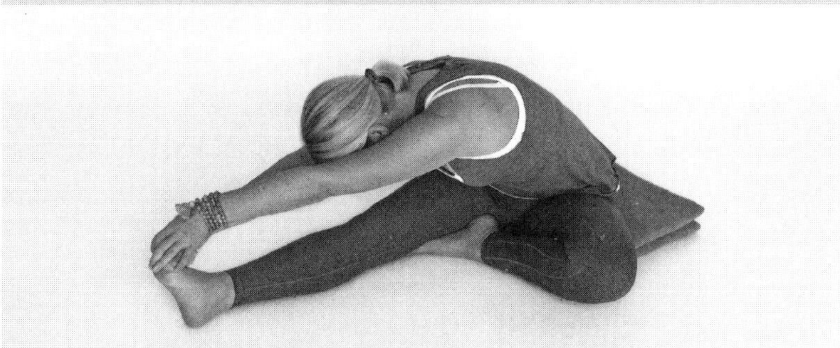

## Ardha Matsyendrasana

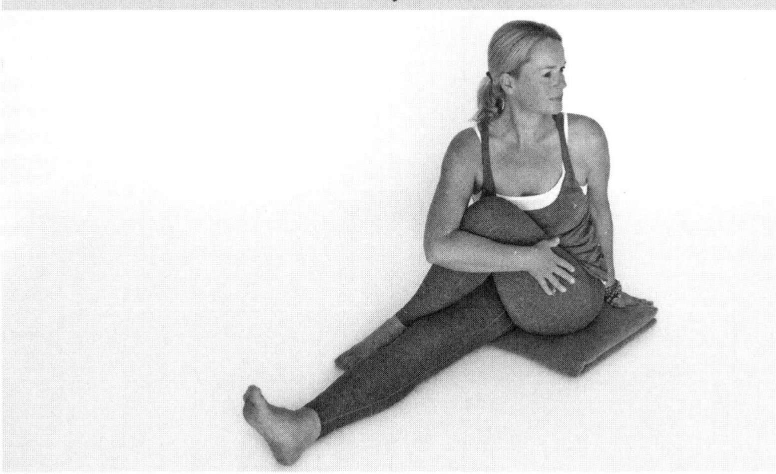

## Setu Bandhasana

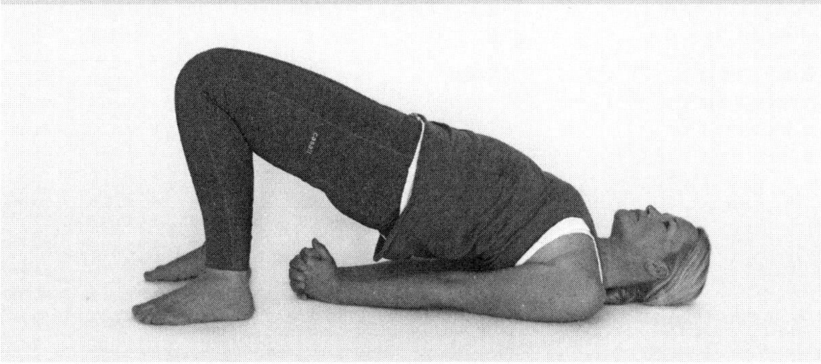

**Setu Bandhasana** ist eine stark stimulierenden Yogaposition, um die Schilddrüse anzuregen. Der Druck auf den Bereich der Schild- und Nebenschilddrüse wird mit der Ujjayi-Atmung sehr intensiv spürbar. Diese Atemtechnik ist eine kraftvolle Möglichkeit, den Atem durch die verengte Stimmritze vibrieren zu lassen. Vorsicht: Diese Position darf nicht mit einer Schilddrüsenüberfunktion geübt werden.

Teil VI

# Altern leicht gemacht – Better-Aging!

# Reset your Body

Philosophen und Wissenschaftler suchen seit jeher rund um den Globus nach der Formel fürs ewige Leben. Warum sterben manche Menschen schon mit 40, warum erleben andere ihren 90. Geburtstag noch bei bester Gesundheit? Viele erklären diese Unterschiede mit dem menschlichen Erbgut, den Umweltbedingungen und dem sozialen Umfeld in der Kindheit. Andere führen den überwiegenden Unterschied im Sterbezeitpunkt auf die aktuellen Lebensumstände im Alter zurück. Es gibt viele Theorien über das Altwerden – aber auch einige gesicherte Erkenntnisse. Anfang bis Mitte des 19. Jahrhunderts wurde kaum jemand über 40 Jahre alt, die meisten Menschen verstarben an Infektionskrankheiten. Heute liegt die durchschnittliche Lebenserwartung im Westen auf hohem Niveau: bei Frauen bei 83 Jahren, bei Männern bei 79 Jahren. Doch es geht nicht um die Unsterblichkeit oder den Stein der Weisen – was die meisten Menschen erreichen möchten, ist ein Alter ohne Krankheit, ohne typische Alterszeichen wie Arteriosklerose, Diabetes, Demenz oder Krebs, also kein Anti-Aging um jeden Preis, vielmehr geht es um ein »Better-Aging«. »Wir müssen uns beständig verändern, erneuern, verjüngen, andernfalls verhärten wir«, wusste schon unser größter deutscher Dichter Johann Wolfgang von Goethe. Was er damit meinte, ist die Tatsache, dass wir selbst etwas dazu beitragen müssen, um jung und gesund zu bleiben. Wir dürfen keinen »Rost« ansetzen – weder in unseren Körperzellen noch in unserem Geist. Und was das bedeutet, zeigt mir anschaulich die amerikanische Aerobic-Queen, zweifache Oscar-Preisträgerin, Schauspielerin, Bürgerrechtlerin und Klimaaktivistin Jane Fonda in der aktuellen Comedyserie »Grace und Frankie«, in der die heute 82-Jährige mit unglaublicher Agilität eine der Titelrollen spielt und Einblicke ins Älterwerden gibt! Alles ist möglich!

# Autophagie – Schlüssel zur Zellverjüngung

Gesundheit und die richtige Ernährungsweise werden für immer mehr Menschen zum zentralen Lebensinhalt – insbesondere wenn man die Lebensmitte überschritten hat. Eine hormongesunde Ernährungsweise stellt uns mehr Energie und Lebensfreude zur Verfügung und kann uns auch zu einem gesunden Gewichtsmanagement verhelfen. Wenn es also ums Better-Aging geht, ist ein »Reset«, ein Zurückversetzen in den gesunden Anfangszustand, ein wichtiges Instrument. Warum? Aufs Milieu kommt's an, das behaupten moderne Anti-Aging-Mediziner. Denn befindet sich die Körperzelle in gesundem Milieu, kann sie sich von ganz allein wieder regenerieren. Diesen Prozess der Selbstregulation nennt man Autophagie. Ein Prozess in Zellen, durch den sie eigene Bestandteile abbauen und verwerten. Das reicht von defekten Proteinen bis zu ganzen Zellorganellen und krank machenden Stoffen. Man spricht auch von der zelleigenen Müllabfuhr. Metabolic-Balance-Mitbegründer Dr. med. Wolf Funfack postulierte bereits vor rund zwei Jahrzehnten: »Jede Zelle erfordert Aufmerksamkeit! Wir sind nämlich so jung und so gesund wie unsere Zellen.«

In unseren rund 80 bis 100 Billionen Körperzellen ist ständig etwas los: Permanent sterben Millionen Zellen ab und werden Millionen neu gebildet. Und das oft in Sekundenschnelle. Das ist aber nur möglich, wenn im Körper gute Bedingungen herrschen. Dann werden wir mit »Well-Aging« belohnt, denn Studienergebnisse zeigen auf: Eine vermehrte Autophagie führt zur Verlängerung der Lebenszeit. Was die Autophagie hemmt, ist ständiges Essen zwischendurch. Das lässt den Insulinspiegel dauerhaft hoch, die Zellen sind in Bereitschaft, dass gleich wieder neue Nährstoffe geliefert werden. Der Selbstreinigungsprozess setzt nicht ein.

## Autophagie aktivieren!

Entgiftung und Fasten sowie intermittierendes Fasten und Kalorienreduktion aktivieren nachweislich die Autophagie. Besonders effektiv angeregt wird der Autophagie-Prozess, wenn wir ab und zu ein Dinner-Cancelling einlegen oder Intervallfasten beispielsweise nach der 16:8-Methode praktizieren: Hierbei liegen zwischen der Abendmahlzeit und dem Frühstück 16 Stunden.

Studien belegen, dass auch die restriktive Kalorienreduktion einen optimalen Better-Aging-Effekt hat, jedoch ist eine langfristige Kalorienreduktion nicht praktikabel, da sie nicht lange von Menschen durchgehalten werden kann, bevor der berüchtigte Jo-Jo-Effekt einsetzt.

Es gibt auch Superfoods und Nahrungsergänzungen, die sich positiv auf den Prozess der Autophagie auswirken, dazu zählen:

- Kaffee, Grüntee,
- Ingwer, Kurkuma, Brokkoli,
- Reishi – der chinesische Heilpilz,
- Vitamin D, Melatonin,
- Resveratrol und Spermidin.

### Spermidin ahmt das Fasten nach

Aktuell wird geforscht, wie man den Fasteneffekt nachahmen kann, man spricht von »Fastenmimetika«. Zum Einsatz kommt hier als Nahrungsergänzung Spermidin, ein Stoff, der in jeder Zelle vorkommt und der den Autophagieprozess anregt. In höchster Konzentration ist Spermidin in Samenflüssigkeit enthalten, aber auch in Nahrungsmitteln. Besonders reich an Spermidin sind Weizenkeime, Sojabohnen, ein Jahr gereifter Cheddarkäse, Kürbiskerne, Pilze und Erbsen.

## Gut für die Regeneration: niedrige Insulinspiegel

Immer wenn ein konstant niedriger Insulinspiegel eingehalten werden kann (wie das bei richtiger Ernährungsweise und auch beim Fasten der Fall ist), kommt es zur »Apoptose«, dem selbst programmierten Zelltod. Zellen, die nicht in Ordnung waren, sterben von allein ab und können in Folge keine Organe schädigen. Dazu gehören auch Zellen, die durch übermäßige Wucherungen Krebs auslösen könnten. Ein weiterer positiver Effekt zeigt sich, wenn der Insulinspiegel um Mitternacht niedrig ist. Das ist der Fall, wenn wir nicht die ganze Nacht Chips vor dem Fernseher knabbern, sondern frühzeitig die letzte Abendmahlzeit eingenommen haben. Dann nämlich stimuliert der niedrige Glukosespiegel die Hirnanhangsdrüse, vermehrt das regenerative Wachstumshormon zu bilden.

## Zellfeinde lassen schneller altern

Damit jede Zelle ihre Aufgabe gut erfüllen kann, werden Nährstoffe und Sauerstoff durch das Blut herangeschafft. Durch falsche Ernährung, Alkohol- und Zigarettenkonsum, »Couching«, Tageslicht- und Sauerstoffmangel stellen wir uns aber häufig selbst ein Bein. Denn diese Zellfeinde wirken nicht nur als Zellgifte, sondern begünstigen auch die Entstehung freier Radikale, jener aggressiven Sauerstoffverbindungen, die die Körperzellen angreifen und den Zellkern sowie die Zellwände schädigen und auch die Plaque-Bildung in den Gefäßen fördern. Zellalterung bedeutet natürlich auch vermehrte Faltenbildung. Alles, was also unsere Hormonfreunde in Sachen Meno-Balance für uns tun, wirkt sich auch aufs Better-Aging aus!

# Lange Telomere, hohes Alter

Rund tausend Wissenschaftler weltweit untersuchen verschiedene Faktoren, die zum hochkomplexen Alterungsprozess beitragen. Aktuell stehen auch die Telomere in ihrem Fokus. Sie sind eine Art Schutzkappen unserer Chromosomen und bestehen aus Proteinen. Als gesichert gilt: Je länger die Telomere sind, desto älter werden wir. Neugeborene haben beispielsweise sehr lange Telomere. Und für die Telomere gilt, was allgemeingültig ist: Nicht die Gene bestimmen, wie schnell wir altern, sondern unser Lebensstil. Besonders positiv wirkt sich die Mittelmeerkost auf die Länge der Telomere aus, wie die Kohortenstudie[22] *Mediterranean diet and telomere length in Nurses' Health Study* belegte. Neben viel Gemüse und verschiedenen Salaten steht bei der Mittelmehr-Diät immer das Olivenöl im Fokus, das im mediterranen Raum täglich konsumiert wird. Dort treten auch Erkrankungen wie Arteriosklerose, Herzinfarkt oder Dickdarmkrebs signifikant seltener auf. Zurückgeführt wird das auf einen Hauptinhaltsstoff im Olivenöl, die ungesättigte Omega-9-Fettsäure, die sich regulativ direkt auf rund hundert Gene positiv auswirken soll. Telomer-Feinde sollten vermieden werden, dazu zählen u. a. Entzündungen und oxidativer Stress.

## So oft erneuern sich die Körperzellen

Alle Körperzellen erneuern sich regelmäßig in mehr oder weniger rascher Folge. So werden beispielsweise die weißen Blutkörperchen alle drei bis vier Tage neu gebildet, die roten Blutkörperchen alle vier Monate. Die Hautzellen erneuern sich im Durchschnitt nach zwei bis vier Wochen. Auch die Knochenzellen werden ständig auf- und abgebaut. Und Teile unserer Gehirnzellen erneuern sich, wie man erst seit wenigen Jahren weiß. Nach sieben Jahren hat sich unser gesamter Körper einmal erneuert!

# Hormone gegen das Altern

Im Alterungsprozess spielen natürlich die körpereigenen Hormone eine ganz wichtige Rolle. Als Botenstoffe steuern sie das komplexe Zusammenspiel mit dem Nerven- und dem Immunsystem und damit das Zusammenwirken aller Zellen und Organsysteme. Zudem sind sie auch für die ständige Erneuerung von körperlichen und geistigen Strukturen verantwortlich. Mit zunehmendem Alter lässt die körpereigene Hormonproduktion nach: Falten, graue Haare, steife Knochen und Gelenke, geringere Belastbarkeit und schnellere Erschöpfung, Konzentrationsschwäche, Depressionen und Vergesslichkeit sind die unbeliebten Boten des Älterwerdens. Wie Sie in diesem Buch erfahren haben, lässt sich die Hormonproduktion durch mehr »Hormonfreunde« auf natürliche Weise ankurbeln, damit Hormone wieder zu Kurieren der Lebenskraft werden.

Wenn große Hormondefizite jedoch Altersbeschwerden hervorrufen, können entsprechende Gaben mit bioidentischen Hormonen auch in der Altersmedizin sinnvoll sein (→ Hilfe durch bioidentische Hormone, Seite 150 ff.). Anti-Aging-Mediziner setzen hier nicht nur auf Östrogen und Progesteron, sondern auch auf Wachstumshormone, Testosteron, DHEA und Melatonin.

## *Für ausreichend Schlaf sorgen*

Im Schlaf wird man wieder jung, heißt es. Tatsächlich fühlt man sich nach einem erholsamen Schlaf wie neu geboren. Kein Wunder: Denn im Schlaf erneuern sich die Zellen, und das wirkt sich positiv auf Körper und Seele aus. Der Akku, der im Laufe des Tages viel Energie abgegeben hat, lädt sich im Schlaf wieder auf! Experten plädieren für sieben bis acht Stunden Schlaf pro Nacht, wobei die Nachtruhe vor 24 Uhr beginnen sollte. Das meiste überschüssige Fett wird übrigens nachts im Schlaf verbrannt.

# Mit gutem Gefühl durch den Wechsel

Neben all den körperlichen, geistigen oder seelischen Beschwerden sowie Aufs und Abs im Klimakterium sollten wir Frauen auch die kreative und spirituelle Seite dieser Zeit des Wandels nicht außer Acht lassen. Die Eigenschaften des Weiblichen sind grundsätzlich rhythmisch, nährend und schöpferisch. Und auch wenn wir keine Monatsblutung mehr haben, können wir weiterhin im Mondrhythmus bleiben und beispielsweise regelmäßig einen Austag im Monat für uns nehmen (z. B. an Neumond), an dem wir nur die Seele baumeln lassen und das ohne Handy und Co. Sich selbst diesen Freiraum zu nehmen, ist aber gar nicht so leicht, sind wir es doch gewohnt, immer zu arbeiten oder für andere da zu sein. Für unsere Gesundheit sind solche Auszeiten aber ein unermesslicher Schatz.

Auch schöpferisch tätig zu werden bringt tiefe Sinnerfüllung gerade in der Zeit des Wandels. Jede Art von kreativer Tätigkeit, wie Malen, Schreiben, Stricken, Musizieren, Theater spielen u. v. m., hilft, die Energien hin zur weisen Frau zu transformieren. Denn genau jetzt ist der ideale Zeitpunkt gekommen, um Prioritäten zu verschieben und dadurch neu gewonnene Zeit mit mehr Freude, Sinnerfüllung und Lebensqualität zu erleben.

Den ganzen Kosmos der Hormone in der Zeit der Wechseljahre zu beschreiben war eine große Aufgabe. Ich freue mich, wenn Sie nach der Lektüre das Gefühl haben, dass Sie die Meno-Balance maßgeblich selbst positiv beeinflussen können. Das war Ziel dieses Buches. Wenn Ihnen dieser Ratgeber gefallen hat, wären wir über eine Rezension sehr dankbar. Für Autoren und Verlage sind sie äußerst wichtig, da sich Buchkäufer gern an den Empfehlungen anderer Leser orientieren.

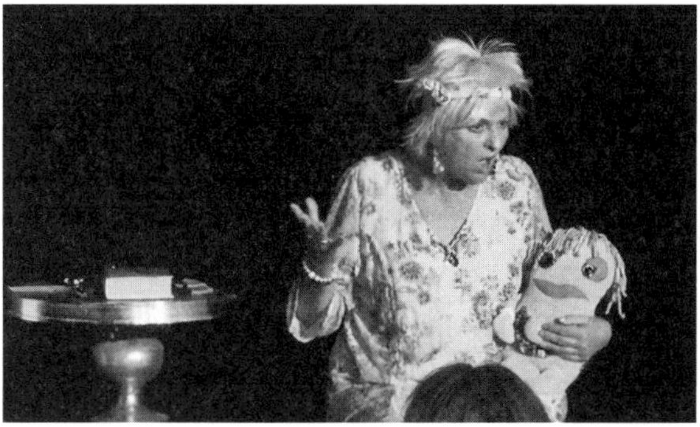

*Was man sich in jungen Jahren nicht getraut hat, kann man getrost auch noch in fortgeschrittenen Lebensjahren vollbringen! Auf dem Foto sehen Sie mich in dem selbst geschriebenen Kabarettstück »Das Menotier« alias Rosi Mitterhuber, einer menopausalen Frau, die so allerhand Probleme mit sich, der Welt und den Wechseljahren hat …*

Ich danke Ihnen, dass Sie mit mir gemeinsam den Weg bis hierher gegangen sind. Ich danke Ihnen auch für Ihr Vertrauen und wünsche Ihnen einen guten weiteren Weg durch diese wechselhaften Zeiten, und Sie wissen ja: In jedem Neuanfang wohnt ein Zauber inne.

Gehen Sie weiter mit gutem Gefühl durch den Wechsel, das wünsche ich mir für Sie.

Ihre Petra Neumayer

# Bücher von Petra Neumayer

Aloe vera, (gemeinsam mit Barbara Uder), Skripthaus Verlag

Die Hormon-Sprechstunde, 50 Fragen – 50 Antworten, E-Book, Skripthaus Verlag

Die Magie der Hormone, Natürlich in Balance in jeder Lebensphase, E-Book, Skripthaus Verlag

Erste Hilfe bei Hitzewallungen & Co., Mankau Verlag

Hahnemanns Erbe, (Medizinroman), Skripthaus Verlag

Multitalent Zink, Mankau Verlag

Natürliche Antibiotika, Econ Verlag

Zitrone – Multitalent für Vitalität und Schönheit, Skripthaus Verlag

# Weitere Buchempfehlungen

Elisabeth Buchner, Wenn Körper und Gefühle Achterbahn spielen: Hormone natürlich ins Gleichgewicht bringen, FVB

Prof. Dr. med. Ingrid Gerhard, Frauengesundheit, Ganzheitliches Heilwissen für Körper und Seele,Trias Verlag

Sara Gottfried, Die Hormonkur, VAK Verlag

Bas Kast, Der Ernährungskompass, C. Bertelsmann

Margret Madejsky, Alchemilla: Eine ganzheitliche Kräuterheilkunde für Frauen, Goldmann Verlag

Eva Marbach, Östrogen Dominanz, emv Verlag

Annette Nellessen, In Topform durch die Wechseljahre, Herba Press

Ökotest Kosmetik und Wellness 2016

Michael E. Platt, Die Hormonrevolution, VAK Verlag

Barbara Rias-Bucher, Winterliche Smoothies, Gesunder Genuss in der kalten Jahreszeit, Mankau Verlag

Alexander Römmler, Die Wahrheit über Hormone, Südwest Verlag

Silja Sperling, Ulrike Zander, Karolin Lankreijer, Yoga für die Hormon Balance, Trias Verlag

Libby Weaver, Das Rushing Woman Syndrom, Was Dauerstress unserer Gesundheit antut, TRIAS Verlag

Libby Weaver, Die Last des Alltags abwerfen, Die Ursachen von Stress und Überlastung erkennen und zu neuer Leichtigkeit finden, TRIAS Verlag

Anthony William, Mediale Medizin, Arkana Verlag

# Links und Adressen

Hormonyoga Pionierin Bettina Bantleon unterrichtet seit über zehn Jahren Hormonyoga und bildet Lehrerinnen für diese therapeutische Form des Yoga aus. Als ärztlich geprüfte Ernährungsberaterin begleitet sie ihre Yogaschüler ganzheitlich: www.muenchen-hormonyoga.de

Erfahren Sie, was in Lebensmitteln und Kosmetika drinsteckt: www.codecheck.de

Die neue Ernährung, »Peace-Food« nach Ruediger Dahlke: https://blog.dahlke.at/die-neue-ernaehrung-peace-food-vom-trend-zum-neuen-lebensstil/

Bestellapotheke für Hormonrezepturen: www.kloesterl-apotheke.de

Hormonselbsthilfe: info@hormonhilfen.de, www.hormonselbsthilfe.de

Prof. Dr. Dr. Johannes Huber ist Leiter der klinischen Abteilung für gynäkologische Endokrinologie am AKH Wien. Er gilt als »Hormonpapst« und hat bereits mehrere erfolgreiche Ratgeber veröffentlicht: www.drhuber.at/frauenmedizin/

Fachbegriffe online nachschlagen: www.laborlexikon.de

Physiotherapie und Heilkräuterkunde für Frauen: www.natura-naturans.de

Prof. Dr. Ingrid Gerhard ist Herausgeberin des Netzwerks Frauengesundheit, hier finden Sie Expertenrat und Hilfe zu allen Themen rund um die Frauengesundheit: www.netzwerk-frauengesundheit.com

Verhältnis Östradiol/Progesteron
www.rechnersammlung.de/estrogen_progesterone

Zur wissenschaflichen Recherche: www.scholar.google.com

Yamswurzelcreme: www.vital-life.de

Claudia Devi Mägdefessel unterrichtet seit zehn Jahren Hatha Yoga, Yin Yoga, therapeutisches Yoga, Faszienyoga sowie Yogamassagen und Meditationskurse für Anfänger. Diese werden zum Teil mit dem Harmonium und Mantras begleitet: www.yogaampark.de

**Bücher und Vortragstermine Petra Neumayer: www.skripthaus.com**

Bitte besuchen Sie mich auch auf facebook:
https://www.facebook.com/Hitzewallungen
https://www.facebook.com/petra.neumayer.31

# Endnoten


1 Duration of menopausal vasomotor symptoms over the menopause transition. JAMA Intern Med. 2015 Apr; 175(4):531-9. doi: 10.1001/jamainternmed.2014.8063.

2 https://www.deutsche-apotheker-zeitung.de/daz-az/2002/daz-29-2002/uid-8031

3 Lancet 2019; online 30, August, VOLUME 394, ISSUE 10204, P1159-1168, SEPTEMBER 28, 2019

4 https://youtu.be/gtBs87IWsag

5 Kwa, Maryann, Plottel, Claudia S., Blaser, Martin J., Adams, Sylvia: The Intestinal Microbiome and Estrogen Receptor–Positive Female Breast Cancer. Journal of the National Cancer Institute, 2016, Vol. 108, No. 8.

6 https://www.greenpeace.de/presse/presseerklaerungen/greenpeace-analyse-resistente-keime-geraten-mit-guelle-aus

7 Human Reproduction Journal (doi: 10.1093/humrep/dew350)

8 Ausgabe vom 15.11.2016

9 Osteologie 2019; 28: 74–75

10 Menopause. 2020 May 11. doi: 10.1097/GME 0000000000001555

11 Bredesen D. E., Amos E. C., Canick J., Ackerley M., Raji C., Fiala M., Ahdidan J.: Reversal of cognitive decline in Alzheimer's disease. Aging (Albany NY). 2016; 8:1250-1258. doi: 10.18632/aging. 100981

12 Interview in der Münchner AZ vom 5./6.10.2019

13 https://www.br.de/br-fernsehen/sendungen/gesundheit/kraeuter-frauenkraeuter-tee-rezepte-102.html

14 Williams, A.: Mediale Medizin: Der wahre Ursprung von Krankheit und Heilung, arkana, 2016

15 Murkes D., Lalitkumar P. G., Leifland K., Lundstrom E., Soderqvist G.: Percutaneous estradiol/oral micronized progesterone has less-adverse effects and different gene regulations than oral conjugated equine estrogens/medroxyprogesterone acetate in the breasts of healthy women in vivo. Gynecol Endocrinol. 2012;28 Suppl 2: 12–15.

16 Fournier A., et al.: Unequal risks for breast cancer associated with different hormone replacement therapies: results from the E3N cohort study. Breast Cancer Res Treat. 2008; 107: 103–111

17 Murkes D., Lalitkumar P. G., Leifland K., Lundstrom E., Soderqvist G.: Percutaneous estradiol/oral micronized progesterone has less-adverse effects and different gene regulations than oral conjugated equine estrogens/medroxyprogesterone acetate in the breasts of healthy women in vivo. Gynecol Endocrinol. 2012;28 Suppl 2: 12–15.

18 Schussler P., Kluge M., Yassouridis A., et al.: Progesterone reduces wakefulness in sleep EEG and has no effect on cognition in healthy postmenopausal women. Psychoneuroendocrinology. 2008;33(8):1124–1131.

19 www.hormonselbsthilfe.de

20 Buchner, Elisabeth: »Der Mann und seine Hormone«, FVB 2016 und Buchner, Elisabeth: »Wenn Körper und Gefühle Achterbahn spielen«, FVB 2010

21 Franz Ruppert: »Die Angst-Abhängigkeitsfalle und wie wir uns daraus befreien können«, KENFM Tagesdosis, 20.10.2020

22 BMJ 2014; 349 doi: https://doi.org/10.1136/bmj.g6674 (Published 02 December 2014) Cite this as: BMJ 2014; 349: g6674

# Register

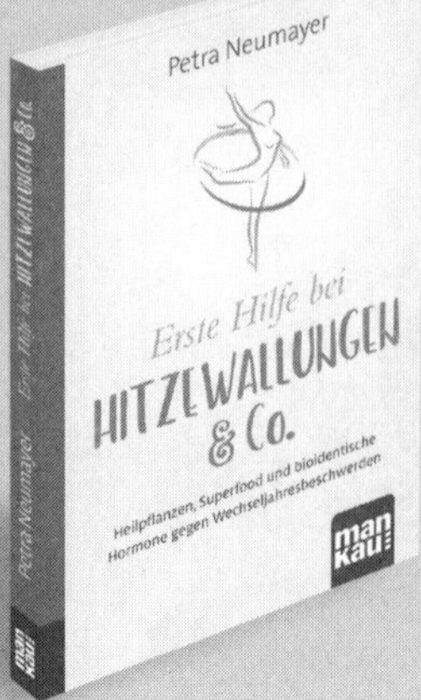


Petra Neumayer

**ERSTE HILFE BEI HITZEWALLUNGEN & CO. KOMPAKT-RATGEBER**

Heilpflanzen, Superfood und bioidentische Hormone gegen Wechseljahresbeschwerden

8,99 € (D) / 9,20 € (A)
ISBN 978-3-86374-435-9

*»Ein kleiner Ratgeber, voll gepackt mit hilfreichen Informationen, klar und übersichtlich aufgebaut und hübsch aufgemacht. Fazit: außen klein, innen groß, ein fantastischer Ratgeber. Absolut empfehlenswert!«*

*Spirit live & Schirner Magazin*

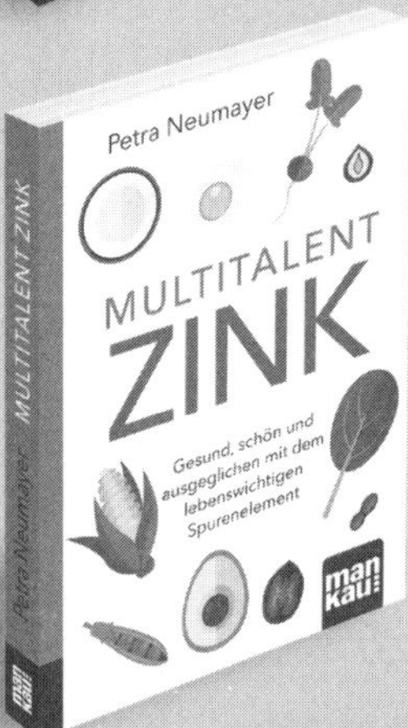


Petra Neumayer

**MULTITALENT ZINK. KOMPAKT-RATGEBER**

Gesund, schön und ausgeglichen mit dem lebenswichtigen Spurenelement

7,99 € (D) / 8,20 € (A)
ISBN 978-3-86374-317-8

*»(...) Zink gehört zu den lebenswichtigen Bausteinen, besonders für Augen, Haut und Schleimhäute, stärkt das Immunsystem und schützt vor freien Radikalen. Dieses kleine Büchlein erklärt gut verständlich, wie hoch der Zinkbedarf ist, wie sich ein Mangel auswirkt und was Sie dagegen tun können.«*

Märkische LebensArt

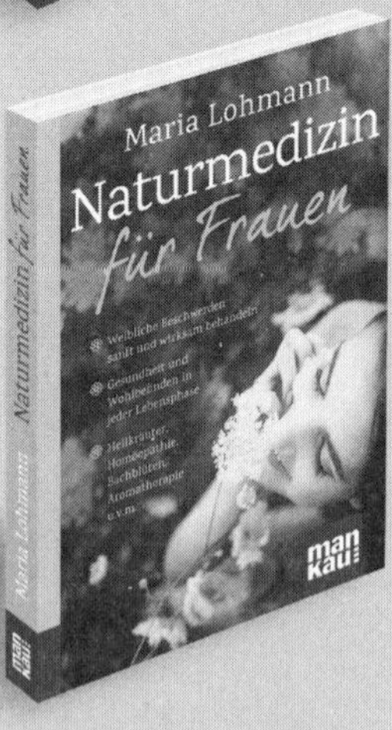


Maria Lohmann

**NATURMEDIZIN FÜR FRAUEN. KOMPAKT-RATGEBER**

- Weibliche Beschwerden sanft und wirksam behandeln
- Gesundheit und Wohlbefinden in jeder Lebensphase
- Heilkräuter, Homöopathie, Bachblüten, Aromatherapie u.v.m.

8,99 € (D) / 9,20 € (A)
ISBN 978-3-86374-515-8

*»In dem Kompakt-Ratgeber ›Naturmedizin für Frauen‹ klärt die Autorin über die Hintergründe typisch weiblicher Beschwerden und über naturheilkundliche Behandlungsmöglichkeiten der verschiedenen Probleme auf. Zu jedem Beschwerdekomplex werden verschiedene naturheilkundliche Therapiemöglichkeiten aufgezeigt, seien es Schüßler-Salze, sei es Homöopathie, Phyto-, Aroma- oder Ernährungstherapie. So ist für jedes Frauenleiden etwas dabei, von oben bis unten, von Brustspannen bis Zyklusschwankung.«*

Naturheilpraxis